U0338575

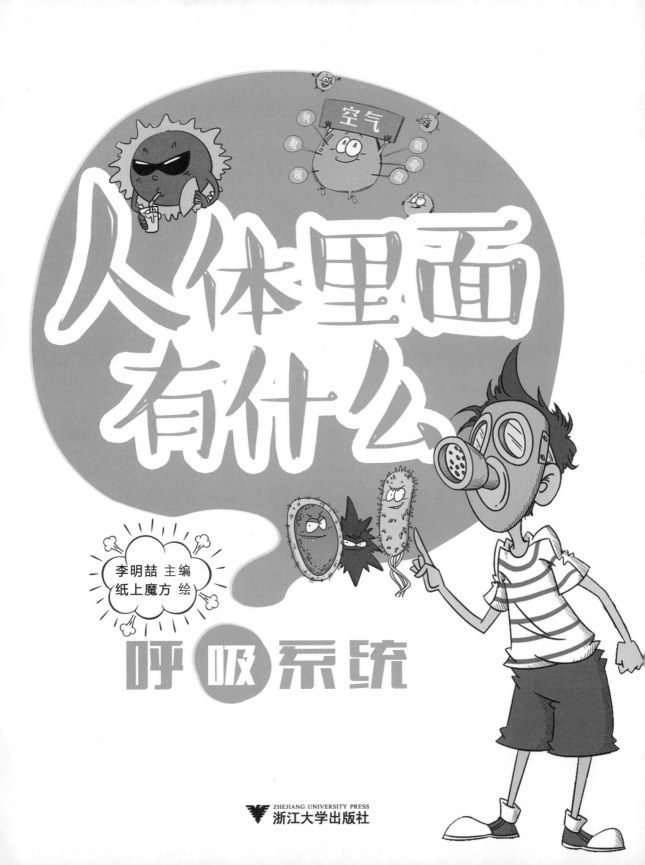

# 人体里面有什么

空气

李明喆 主编
纸上魔方 绘

## 呼吸系统

ZHEJIANG UNIVERSITY PRESS
浙江大学出版社

# 前言

　　人体就像一个工厂，它是如此复杂而精细。它由成千上万个部件构成，忙碌的心脏不间断地每天搏动10万余次，神奇的大脑和神经系统将信号传到每一个器官和肌肉，坚硬的骨骼之间衔接是如此精密，数千米的管道向身体的各个器官输送血液和养料，人体还有着很科学的消化系统和内分泌系统。这个每时每刻都在完成数不清的任务的人体工厂却开始于一个比针尖还小的细胞。这个细胞生长发育成你的身体，里面含有数以万亿计的细胞……

　　如此复杂且繁忙的人体工厂，有着你想象不到的太多意外。当我们生病或者意外受伤时，人体内部就会陷入一场巨大的战乱。大脑会忙着指挥，白细胞忙着战斗，骨髓忙着生产，淋巴细胞急着训练新兵，血小板用身体去扑堵伤口……

本系列图书将人体相关的理论知识，以简明流畅的语言，从人体构造到人体系统，全方位展示了人体不可思议的运作过程。精致的手绘插图、大量的医学影像解剖图，让一个精细运作、复杂神秘的生命循环系统变得生动、立体，的确是一套非常适合孩子们阅读的科普书。

这将是一次神奇的人体漫游之旅。让我们带你走进科学的殿堂，探索人体的奥秘，领略日益发展的人体科学，揭开人体的奥秘吧！

——北京大学临床医学博士后 李明喆

# 目　录

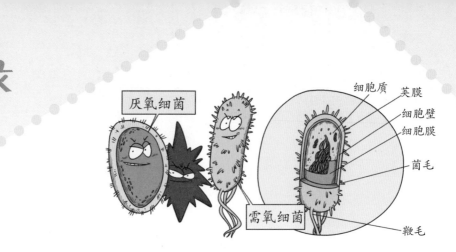

厌氧细菌

需氧细菌

细胞质　荚膜
细胞壁
细胞膜
菌毛

鞭毛

# 目录

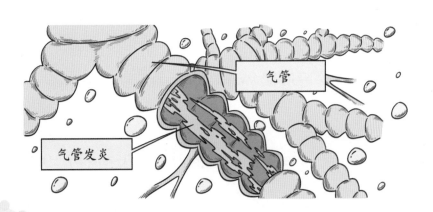

# 目录

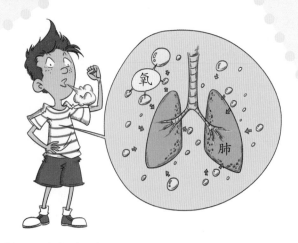

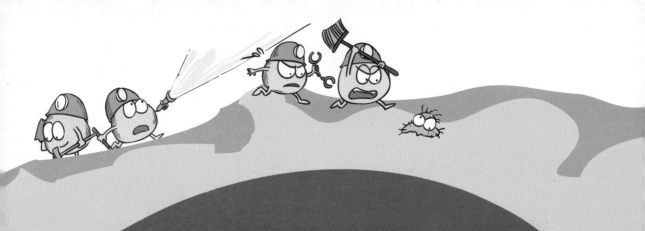

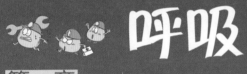

# 呼吸

## 第一章

### 是怎么回事

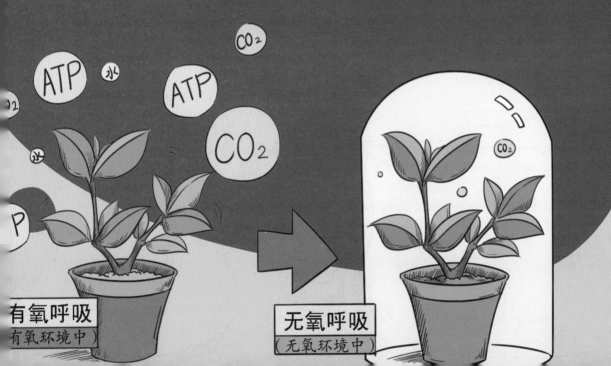

有氧呼吸
（有氧环境中）

无氧呼吸
（无氧环境中）

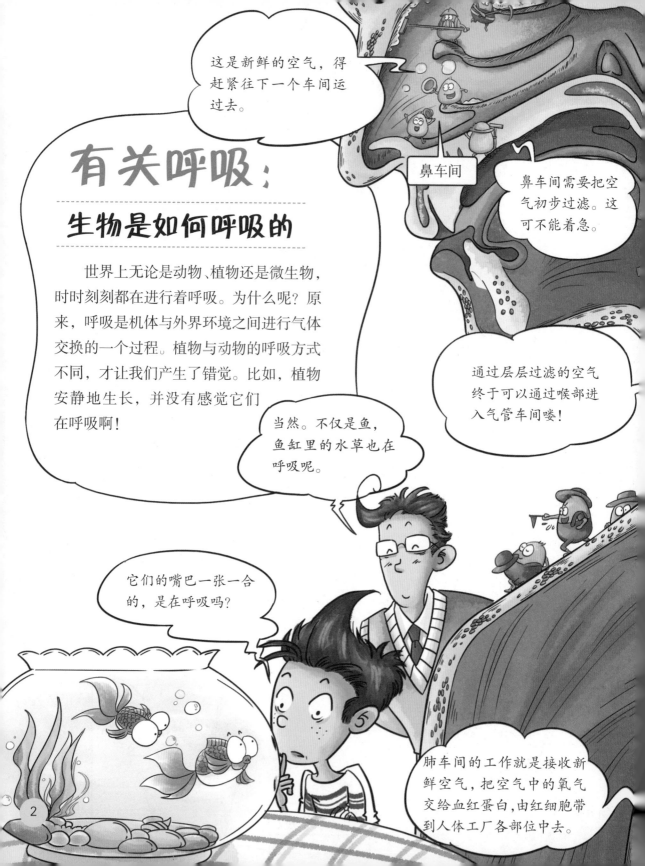

这是新鲜的空气，得赶紧往下一个车间运过去。

鼻车间

鼻车间需要把空气初步过滤。这可不能着急。

# 有关呼吸：

## 生物是如何呼吸的

　　世界上无论是动物、植物还是微生物，时时刻刻都在进行着呼吸。为什么呢？原来，呼吸是机体与外界环境之间进行气体交换的一个过程。植物与动物的呼吸方式不同，才让我们产生了错觉。比如，植物安静地生长，并没有感觉它们在呼吸啊！

通过层层过滤的空气终于可以通过喉部进入气管车间喽！

当然。不仅是鱼，鱼缸里的水草也在呼吸呢。

它们的嘴巴一张一合的，是在呼吸吗？

肺车间的工作就是接收新鲜空气，把空气中的氧气交给血红蛋白，由红细胞带到人体工厂各部位中去。

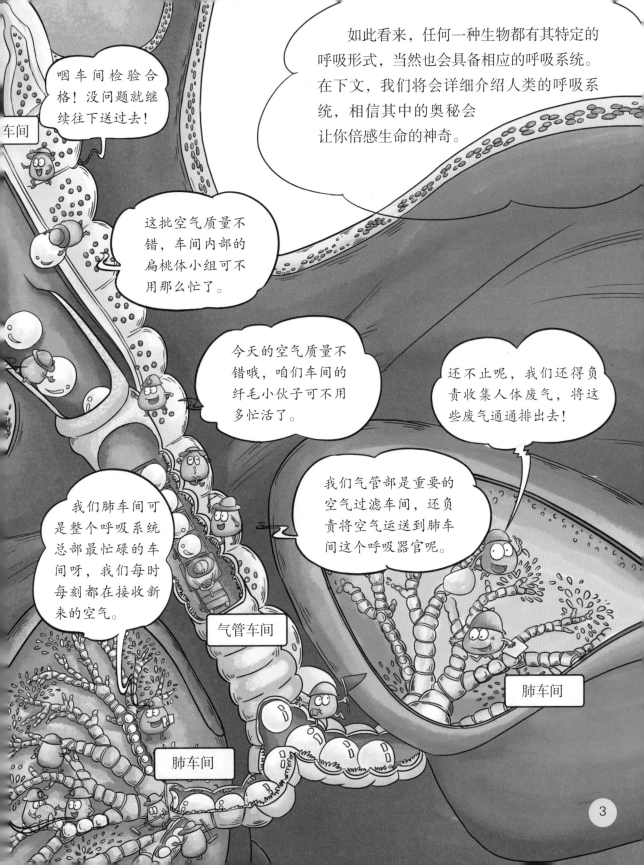

# 人体呼吸：
## 呼吸系统是什么

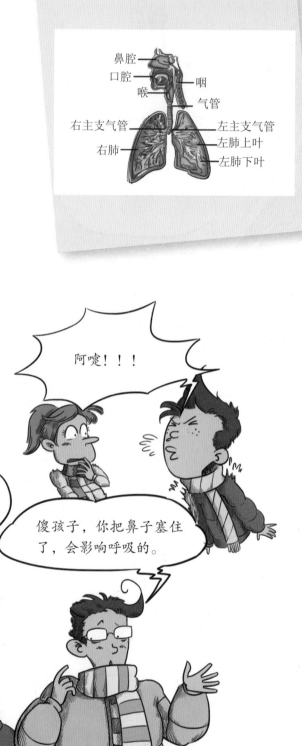

人体就是一个小工厂，不但拥有八大系统（呼吸系统、运动系统、神经系统、消化系统、循环系统、内分泌系统、泌尿系统、生殖系统），而且还拥有不同的器官部门。负责人体和外界进行气体交换的呼吸系统，一旦出现"故障"，哪怕是短短几分钟，也会威胁到人的生命。

阿嚏！！！

哎呀，讨厌的鼻涕，我要把你扼杀在鼻子里。

傻孩子，你把鼻子塞住了，会影响呼吸的。

哈哈哈！

呼吸系统有多个呼吸道车间，主要包括鼻车间、咽车间、喉车间、气管车间、各个支气管车间以及肺车间。每个车间都有明确的分工。比如，鼻车间是整个呼吸系统总部的通风口；咽车间是气体加工站，能帮助拦截空气中的部分"有害分子"；喉车间则是呼吸系统总部的气体安检站；气管和支气管是气体的运输管道和空气过滤器；肺车间是呼吸系统总部的核心成员，它独立自主，是人体小工厂内的呼吸器官部门，是整个呼吸系统总部的枢纽。

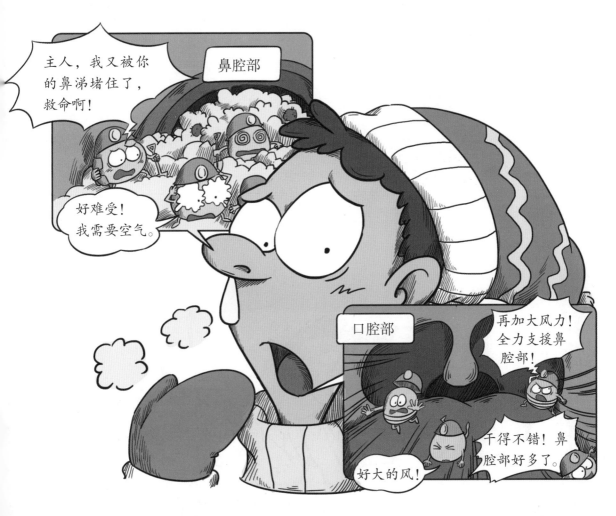

可见，虽然每个呼吸道车间都有各自所要"承担的职责"，但它们之间并非是完全独立的，而是互相协作，彼此之间相互影响，有时甚至会"牵一发而动全身"。

# 呼吸道：

## 上、下呼吸道是邻居

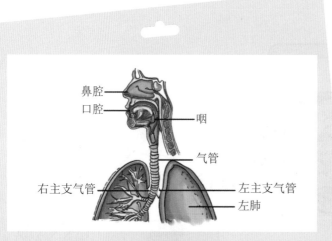

鼻腔
口腔
咽
气管
右主支气管
左主支气管
左肺

呼吸道车间拥有多个功能的小车间。而且，根据这一特性，我们又将呼吸道车间分为上呼吸道流水线和下呼吸道流水线。其中，上呼吸道流水线包括鼻车间、咽车间、喉车间；而下呼吸道流水线则只有气管车间、支气管车间，是整个呼吸系统总部的运作中心。

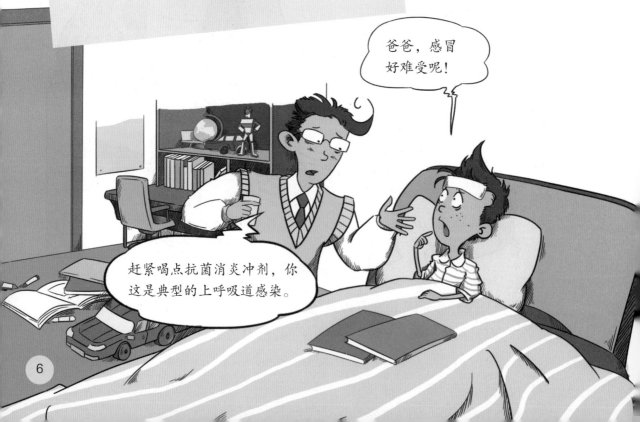

爸爸，感冒好难受呢！

赶紧喝点抗菌消炎冲剂，你这是典型的上呼吸道感染。

上呼吸道流水线较下呼吸道流水线来说，拥有较为频繁的"外交活动"：瞧，鼻车间作为空气进入呼吸系统总部的进风口，理所当然地成为与外界接触最多的"外交官"。而咽车间、喉车间虽然身处人体小工厂的头部和颈部位置，可是它们都能通过呕吐反射，将本车间产生的废物、黏液往外排泄。

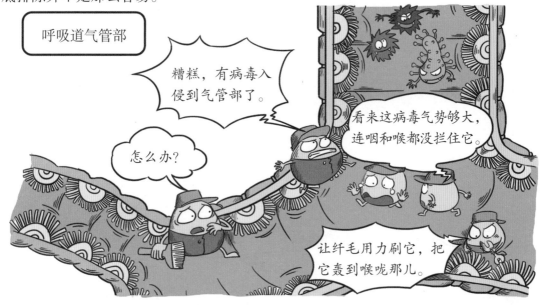

风好大！大量空气进来了！

不过，若是我们不小心吸入了某种病菌，如流感病毒，它们首先会停留在上呼吸道，最常见的后果便是致使我们患上感冒。可一旦病毒趁机溜进下呼吸道流水线，并且在这里进行繁殖的话，那么其所带来的影响就要大很多了。因为，下呼吸道流水线位于人体小工厂的里层，"对外活动"并不频繁，想将这些病毒彻底排除并不是那么容易。

呼吸道气管部

糟糕，有病毒入侵到气管部了。

怎么办？

看来这病毒气势够大，连咽和喉都没拦住它。

让纤毛用力刷它，把它轰到喉咙那儿。

可见，上呼吸道流水线的咽车间和喉车间还是很伟大的，它们不但会主动拦截下多数病毒，而且还会接纳被下呼吸道"轰"出来的那部分病毒，从而使得下呼吸道流水线的发病率远远低于它们自身的发病率。

# 呼吸系统：
## 气体交换的特制路径

为了保证我们能够正常呼吸，呼吸系统总部的每个"车间"都在忙个不停。瞧，它们或是忙着"里外换气"（外呼吸），或是忙着让"提纯"出来的氧气在血液中传输，或是忙于把人体小工厂中的废气(如二氧化碳)"收集"起来（由内呼吸产生），并随时准备着将其排出体外。

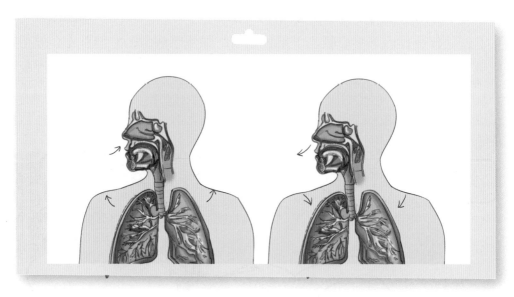

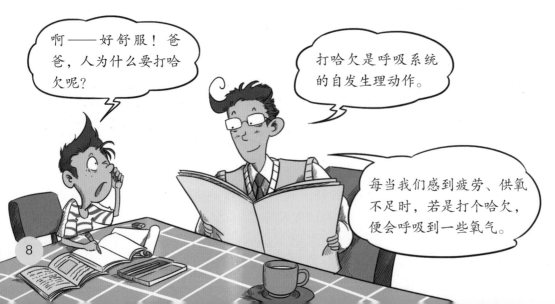

在整个呼吸过程中，空气最先经过鼻、咽、喉等多个呼吸道车间，而经过这些车间的"调和"，空气不但会变得温和湿润，还能过滤掉藏匿其中的部分细菌和尘埃。紧接着，它们又会"马不停蹄"地从喉车间进入气管这条气体运输管道，再次经过气管车间的过滤，然后就会"一分为二"，通过左、右支气管两大管道，进入肺车间的左肺区和右肺区。

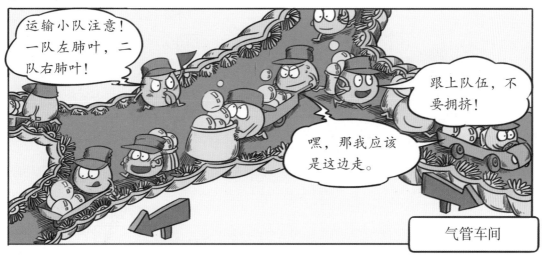

气管车间

此时，一直潜伏的肺泡特种兵便有了"英雄用武"之地，它们会争先恐后地将新鲜空气中的氧气"提取"出来，并且将氧气重新分配到血液中，让血液带着新来的氧气"各奔前程"。当然，对于肺泡特种兵来说，它们的工作远远不止于此。瞧，它们在忙着运输氧气的时候，还会"抽空"将人体内的废气收集起来，再经由"支气管—气管—喉—咽—鼻"这条路径，将废气反向排出体外。

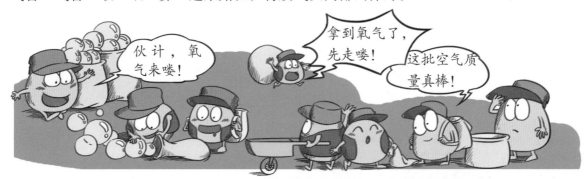

可见，正是呼吸系统循环往复地重复着这个过程，才确保我们能够正常呼吸，才能让我们感受到空气的清新，世界的美好！

# 外呼吸系统：
## 气体交换的动力泵

当我们呼吸时，就在那一呼一吸间所经历的三个紧密相连的环节里，便完成了氧气与二氧化碳等废气之间的交换，而这个"气气"之间交换的过程则称为"外呼吸"。同样，其间也历经了两个过程，即肺通气（外界空气与肺之间进行的气体交换），以及肺换气（肺泡与肺毛细管之间所进行的气体交换）。

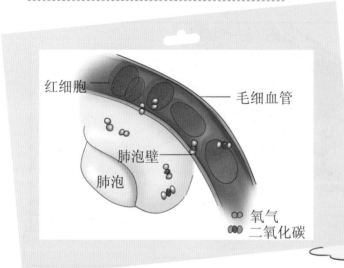

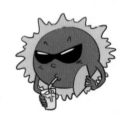

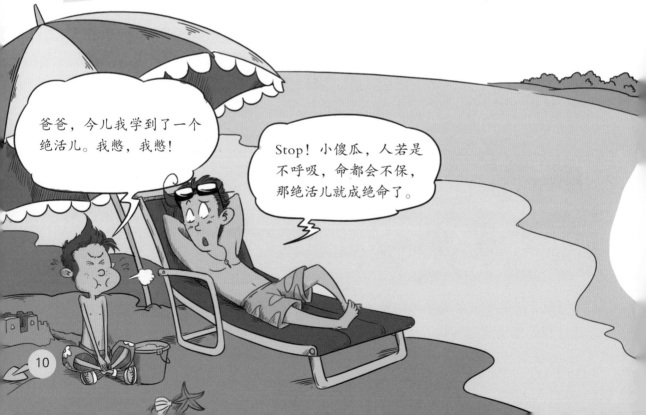

那么，面对吸进来的"大把"空气，外呼吸系统又是如何忙而不乱地工作呢？

在呼吸系统总部的指挥下，那些被我们吸入的空气最先"飘入"肺车间进行"提纯"。面对这项技术活儿，肺车间会派出有"吸氧大师"之称的肺泡特种兵全程负责。瞧，那些进来的新鲜空气刚与肺泡"接触"，空气中的氧气便像是着了魔似地渗透到肺泡中。一时间，那些在肺车间里"潜伏"的成千上万的肺泡特种兵全部出动，它们都争先恐后来收集新鲜的氧气了。

然而肺泡特种兵可不只是单纯负责收集和储存氧气，它们所发挥的作用远不止于此。在肺车间里，它们更是作为气体交换机而存在：每当吸收氧气后，它们不但会将自己储存的氧气输送进血液细胞中，而且它们还要负责吸取这些血液细胞中的二氧化碳。

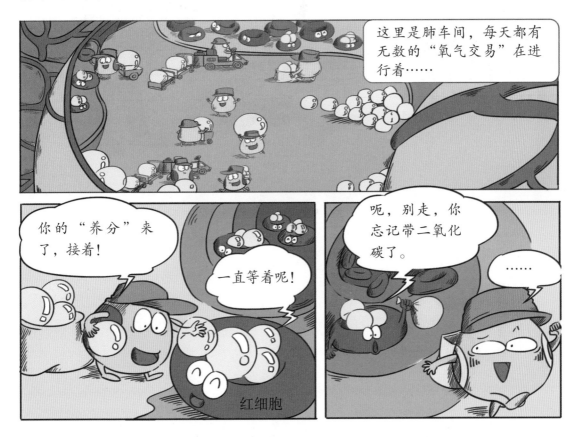

如此一来，肺泡特种兵就实现了氧气与二氧化碳之间的交换，完美地诠释出外呼吸系统有"气体交换泵"之称的特殊意义。

# 内呼吸系统：
## 气体交换的操作员

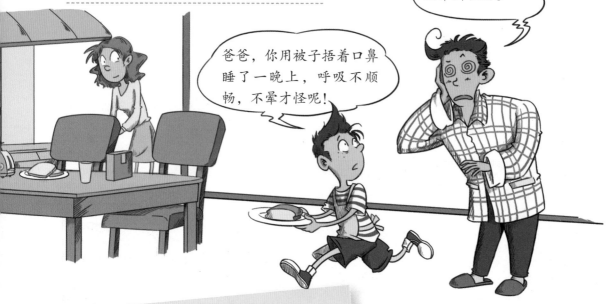

这注定是一个悲剧的清晨，刚起来就头晕脚软的。

爸爸，你用被子捂着口鼻睡了一晚上，呼吸不顺畅，不晕才怪呢！

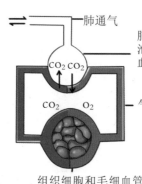

肺通气

肺泡内气体和肺泡外毛细血管中血液的交换

气体在血液中运输

组织细胞和毛细血管中血液的气体交换

内呼吸又是怎样的一个场景呢？原来，内呼吸是指组织内的毛细血管与组织细胞之间进行的气体交换过程。在此过程中，氧气自毛细血管血液进入组织液，二氧化碳则由组织液进入毛细血管血液。

内呼吸系统负责气体交换，它们忙着将氧气与二氧化碳互换，忙着与外呼吸系统"接洽"，"静候"肺泡特种兵接下来的处理。

瞧，当呼吸系统总部从外界环境中吸取到空气时，内呼吸系统总是细心地将空气层层过滤，从中提取出氧气，以便让人体小工厂各个工作单位都能得到氧气补给，从而维持"各部门"的正常工作。

因此，即便肺泡特种兵完成了氧气和废气之间的交换，人体小工厂的呼吸工作却仍在继续进行：那些从肺泡特种兵手上获取新鲜氧气的血液细胞，会不知疲倦地游走在身体的各处，它们将自己携带的氧气输送给每个细胞小伙伴，并"无私"地将它们细胞液中的废气（如，二氧化碳）吸入自己的体内，再带回肺车间，"静候"肺泡特种兵的处理，等待下一轮的氧气交换。

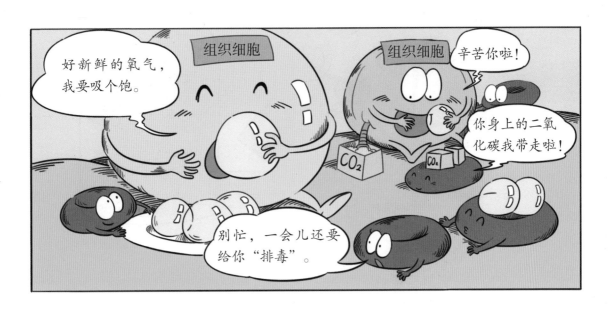

可见，正是如此反复地循环，才完成了一个完整的呼吸过程。而且，也足以说明呼吸过程包含的三个环节，紧密相连，缺一不可。

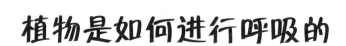

# 植物是如何进行呼吸的

　　植物在阳光明媚的白天，会利用阳光进行光合作用，从而获得生长发育所必需的养分（碳水化合物等）；而与光合作用相反的过程，便称为植物的呼吸过程：在氧气充足的环境中，它们可将碳水化合物等底物氧化，产生 ATP、$CO_2$ 和水；在氧气不足，或是无氧的环境下，它们只能分解部分有机物，产生少量的 $CO_2$，并释放出少量的能量。而我们，便将这两种情况中的前者称为有氧呼吸，后者则为无氧呼吸。

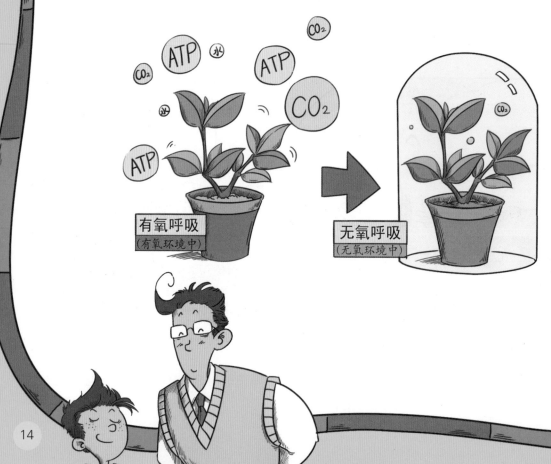

有氧呼吸
(有氧环境中)

无氧呼吸
(无氧环境中)

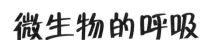

# 微生物的呼吸

　　一切生命都要消耗能量，当然，微生物也不例外。因此，简单来说，呼吸作用无非就是新陈代谢过程中的能量代谢，并伴有电子的得失。而微生物则通过呼吸一方面获得生命活动所需要的能量，一方面则完成对底物的分解及合成细胞物质。

　　微生物的呼吸有两种划分形式：根据呼吸过程中最终电子的受体情况可分为发酵、有氧呼吸、无氧呼吸；另可划分为外源（基本）呼吸、内源呼吸。其中，内源呼吸只能维持微生物进行短暂的生命活动。

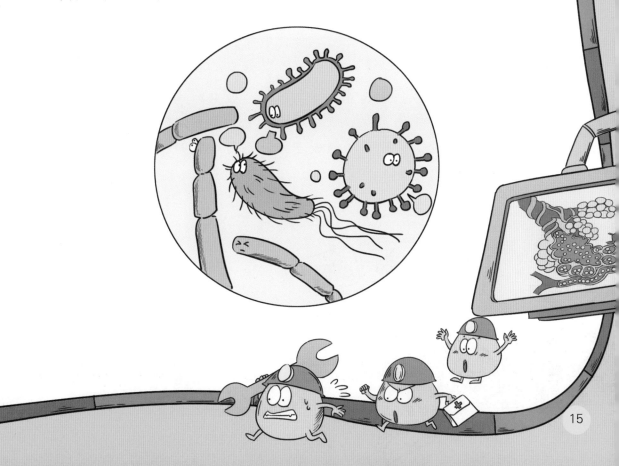

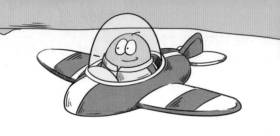

# 二氧化碳真是一无是处吗

在自然界中，二氧化碳的含量非常丰富，它的密度比空气略大，是空气组成的一部分。有人说，二氧化碳是一种温室气体，全球变暖与它脱不了干系；有人说，二氧化碳对我们的身体有害，当我们所处的环境中二氧化碳的浓度超过一定量时，就会影响我们的呼吸，严重时甚至会致人死亡。如此看来，二氧化碳还真是有百害无一利呢，真的如此吗？答案自然是否定的。原来呀，固态的二氧化碳在工业模具业、石油化工业、食品制药业、印刷工业、汽车工业、电子工业、航空航天业、美容业、船舶业等领域发挥着不可小觑的作用。

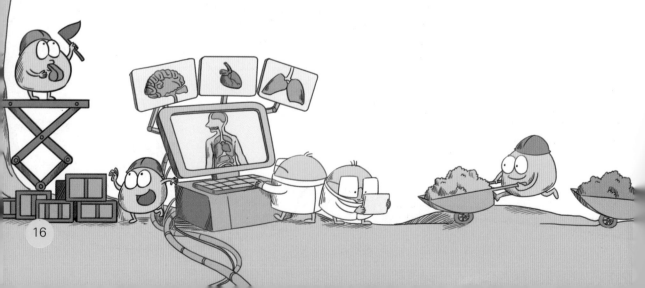

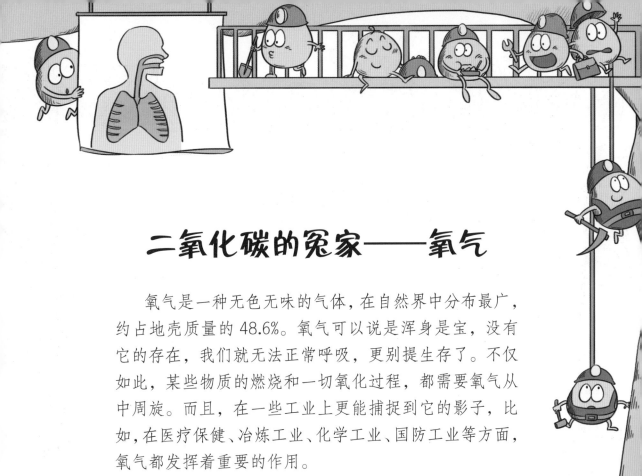

# 二氧化碳的冤家——氧气

　　氧气是一种无色无味的气体，在自然界中分布最广，约占地壳质量的 48.6%。氧气可以说是浑身是宝，没有它的存在，我们就无法正常呼吸，更别提生存了。不仅如此，某些物质的燃烧和一切氧化过程，都需要氧气从中周旋。而且，在一些工业上更能捕捉到它的影子，比如，在医疗保健、冶炼工业、化学工业、国防工业等方面，氧气都发挥着重要的作用。

# 智慧蛋

1. 当我们呼吸时，从身体里面吐出来的是二氧化碳，可是我们呼气的时候所产生的气体，并不只是二氧化碳。你知道人呼出的混合气体内还有哪些气体吗？

2. 呼吸是为了吸收新鲜的氧气，排出人体内的废气，所以，我们每时每刻都在呼吸着空气。可是，空气并非那么完美，其中也夹杂了除氧气之外的气体。那么，你知道我们吸入体内的空气还有哪些成分吗？

3. 上呼吸道感染是生活中的常见疾病，它的发病机理在于上呼吸道出现了炎症。你知道引发上呼吸道感染的炎症有哪些吗？

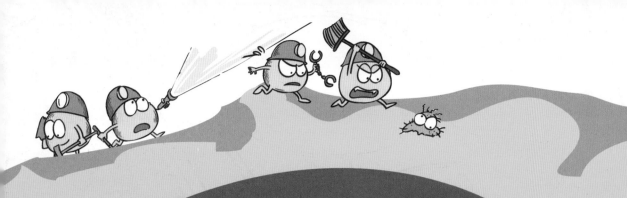

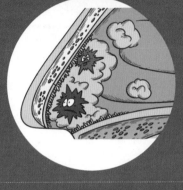

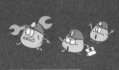 **第二章** 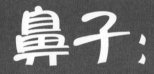 鼻子：

# 呼吸系统总部的气体进出闸

病毒

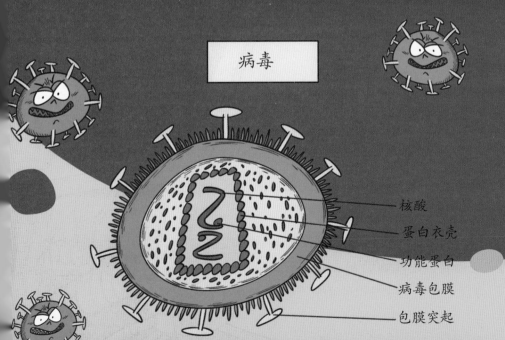

——核酸

——蛋白衣壳

——功能蛋白

——病毒包膜

——包膜突起

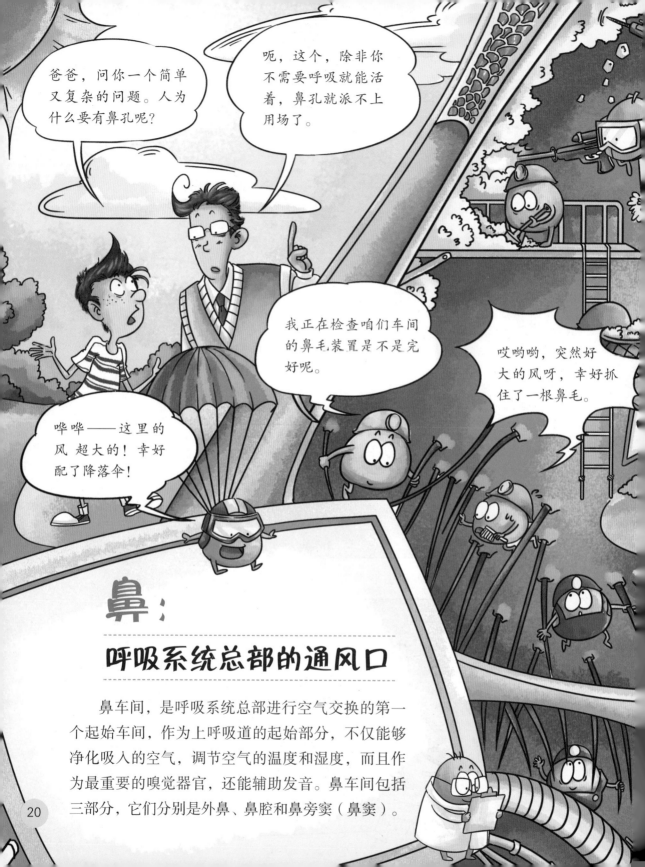

# 鼻:

## 呼吸系统总部的通风口

鼻车间，是呼吸系统总部进行空气交换的第一个起始车间，作为上呼吸道的起始部分，不仅能够净化吸入的空气，调节空气的温度和湿度，而且作为最重要的嗅觉器官，还能辅助发音。鼻车间包括三部分，它们分别是外鼻、鼻腔和鼻旁窦（鼻窦）。

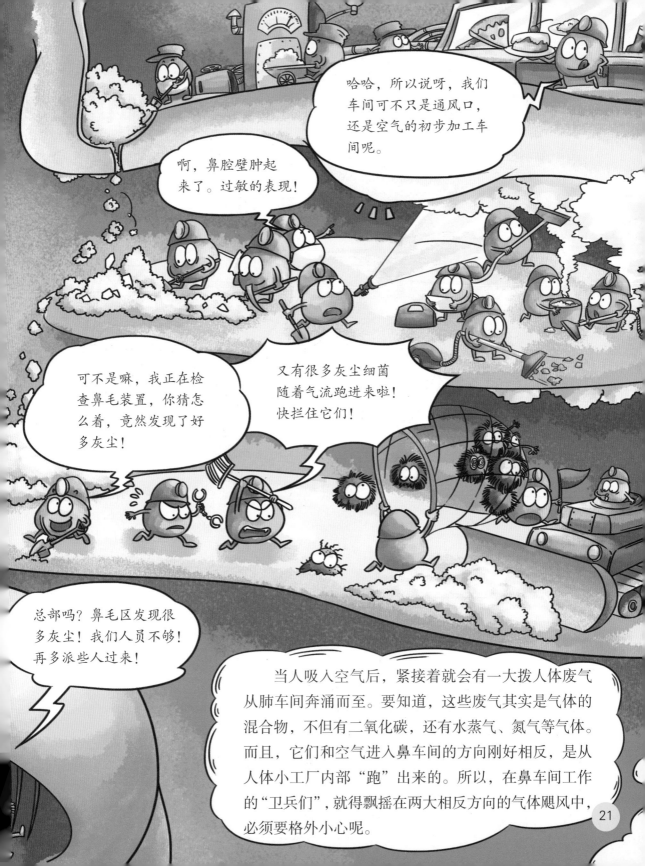

哈哈，所以说呀，我们车间可不只是通风口，还是空气的初步加工车间呢。

啊，鼻腔壁肿起来了。过敏的表现！

可不是嘛，我正在检查鼻毛装置，你猜怎么着，竟然发现了好多灰尘！

又有很多灰尘细菌随着气流跑进来啦！快拦住它们！

总部吗？鼻毛区发现很多灰尘！我们人员不够！再多派些人过来！

当人吸入空气后，紧接着就会有一大拨人体废气从肺车间奔涌而至。要知道，这些废气其实是气体的混合物，不但有二氧化碳，还有水蒸气、氮气等气体。而且，它们和空气进入鼻车间的方向刚好相反，是从人体小工厂内部"跑"出来的。所以，在鼻车间工作的"卫兵们"，就得飘摇在两大相反方向的气体飓风中，必须要格外小心呢。

21

# 外鼻：
## 鼻车间的框架保护壳

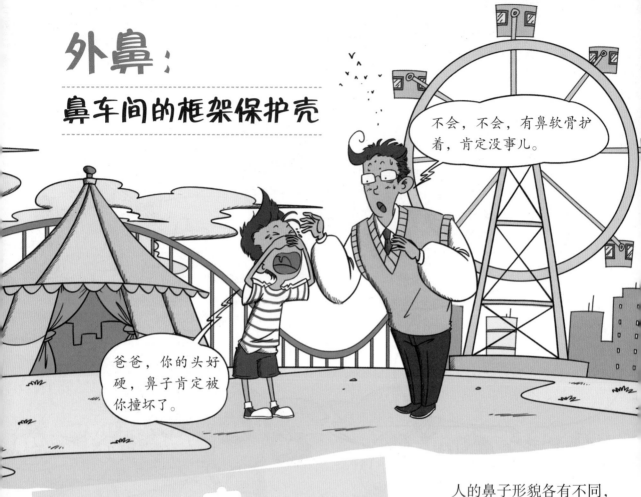

不会，不会，有鼻软骨护着，肯定没事儿。

爸爸，你的头好硬，鼻子肯定被你撞坏了。

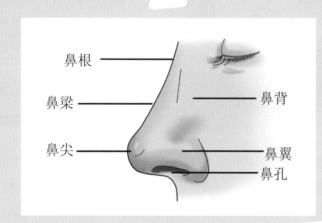

鼻根

鼻梁

鼻尖

鼻背

鼻翼

鼻孔

人的鼻子形貌各有不同，或是高挺，或是小巧，或是圆润，或是扁平，或是类似蒜头，或是类似鹰钩……而这，便是鼻子的外形体现，即外鼻带给我们的视觉效果。当然，外鼻也并非浑然的一个整体，其又分为如下五个小部位：鼻根、鼻梁、鼻背、鼻尖、鼻翼。

外鼻有鼻车间的"框架保护壳"之称。外鼻的整体框架是以鼻骨和软骨为主心骨建造起来的，外面覆盖着富含汗腺出口和皮脂腺出口的皮肤。其中，鼻根和鼻背属于主支架，支撑起整个外鼻，而鼻尖在外鼻的最前面，鼻翼则位于覆盖着鼻孔的位置，它们皆是以软骨为支架，弹性和灵活性比较强，可以自由地舒张和收缩。如，我们常做的竖起鼻子的逗趣小动作，就是由鼻尖和鼻翼完成的。

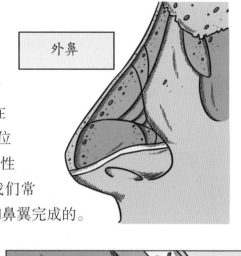

外鼻

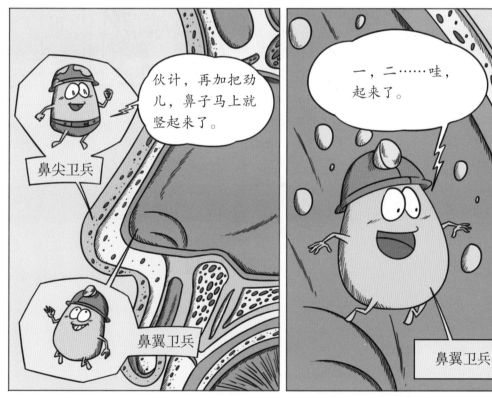

伙计，再加把劲儿，鼻子马上就竖起来了。

鼻尖卫兵

鼻翼卫兵

一，二……哇，起来了。

鼻翼卫兵

如此看来，外鼻还是较为灵活的。当然，不仅仅限于此，外鼻的灵活性还体现在其他方面。例如，当外界空气不足时，外鼻的表面便会进行舒张，增强鼻车间的"吸气"功力，从而扩大空气进入鼻车间的数量，以确保我们呼吸顺畅。

# 鼻腔：
## 颗粒杂质的净化仪

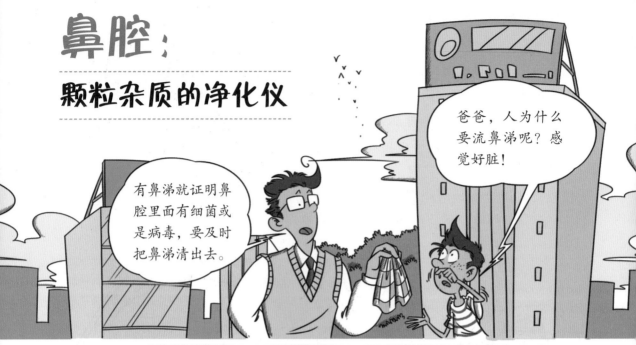

有鼻涕就证明鼻腔里面有细菌或是病毒，要及时把鼻涕清出去。

爸爸，人为什么要流鼻涕呢？感觉好脏！

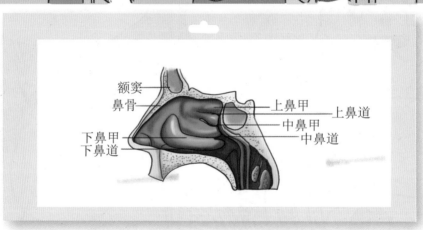

额窦
鼻骨
上鼻甲
上鼻道
中鼻甲
中鼻道
下鼻甲
下鼻道

　　鼻腔，位于外鼻的下面，被外鼻的软骨支架和皮肤覆盖着，是一个又窄又长、顶窄底宽的腔道，就像设在鼻孔的入口处，透过鼻后孔通向咽车间的小隧道。而且，这样的小隧道有两条，因为鼻腔中间有一个叫鼻中隔的家伙，硬生生地将鼻腔分为左右两边。所以，鼻子才会有两个鼻孔。

其实，（每侧）鼻腔是由鼻前庭和固有鼻腔构成的，只是这看似简单的结构，却让鼻腔在鼻车间内脱颖而出，一跃成为"颗粒杂质净化仪"。

如，由鼻翼所围成的鼻前庭，外面衬着皮肤，里面则长着密密麻麻的鼻毛。而那些鼻毛就像卫兵一样监控着进出的气体，一旦吸入的空气中夹杂着灰尘等大颗粒杂物，鼻毛就会将这些杂物拦截住。

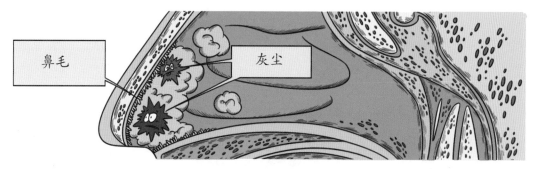

固有鼻腔内部含有大量的黏膜，而根据黏膜的特性，其又分为嗅部和呼吸部。其中，嗅部负责感知气味；呼吸部中的黏膜内则含有丰富的毛细血管和黏液腺，上皮上还覆着嫩嫩的纤毛。而且，无论是毛细血管，还是黏液腺，或是纤毛，都为鼻车间的"清洁作用"发挥着所长。如，毛细血管可温暖和湿润我们吸入的空气，黏液腺分泌的黏液则负责黏着灰尘和一些异物，纤毛"扭着腰肢"将它们送到咽车间，静候处理。

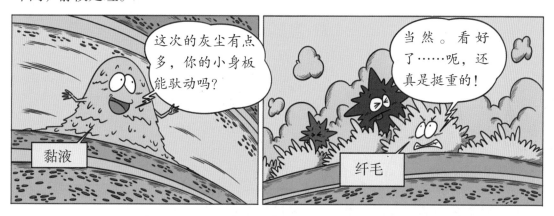

不过，每当黏液达到一定程度时，鼻腔车间就会通知我们清理"鼻涕"。如此一来，杂物和细菌也能随着鼻涕排出体外了。

# 鼻旁窦：
## 空气加湿器和调温器

鼻旁窦作为鼻腔车间的"部门"，素有"空气加湿器和调温器"之称，而这必然与其特有的结构是密不可分的。

瞧，其左右相对分布，分成四对开口于鼻腔，包括上颌窦、额窦、筛窦、蝶窦。而且，其内更是覆盖着黏膜，直接与鼻腔黏膜相连续。

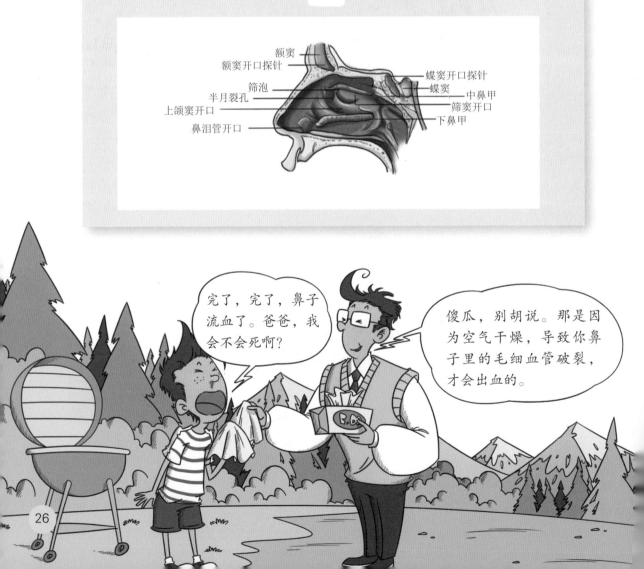

每当我们吸入"大把"的新鲜空气时，作为"净化仪"的鼻腔车间，最先会对空气进行过滤和加湿，但有时空气的温度和湿度难免会不够。此时，鼻旁窦车间便会冲锋陷阵，先是分泌黏液，加强空气的湿度，再是对空气的温度进行调节，从而让空气变得具有一定的湿度和温度。

鼻旁窦是鼻腔车间的接力车间。它里面有很多黏膜，可以像鼻腔黏膜那样分泌黏液。很奇特的是，它能通过自己的小分部蝶窦中的穿孔，将这些黏液排向鼻腔车间，从而帮助鼻车间清洁空气。

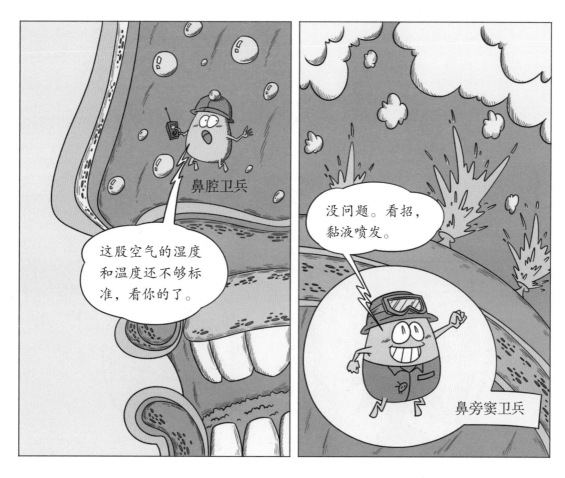

鼻旁窦不仅能对吸入的空气进行调节，而且对我们的发声也有着很重要的影响：若是我们的鼻旁窦被塞住了，分泌的黏液无法正常排出的话，就会使人说话时出现比平时厉害的共鸣，也就是日常说的"鼻音很重"。

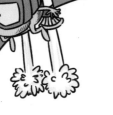

# 庞大的细菌家族

　　细菌是一个庞大的生物家族，身材却小到不被我们肉眼所见，而且有着极其简单的细胞结构，一般只具有细胞壁、细胞膜、细胞质及核质体、荚膜、鞭毛、菌毛、芽孢等。

　　既然细菌家族如此庞大，那么都包括哪些成员呢？

　　（1）按细菌对氧气的需求，可将细菌家族分为两大世家：需氧细菌与厌氧细菌。

　　（2）按细菌的生活方式，则可将细菌家族分为两大世家：自养菌与异养菌。

　　（3）按细菌的生存温度，又可将细菌家族分为三大世家：喜冷细菌、常温细菌、喜高温细菌。

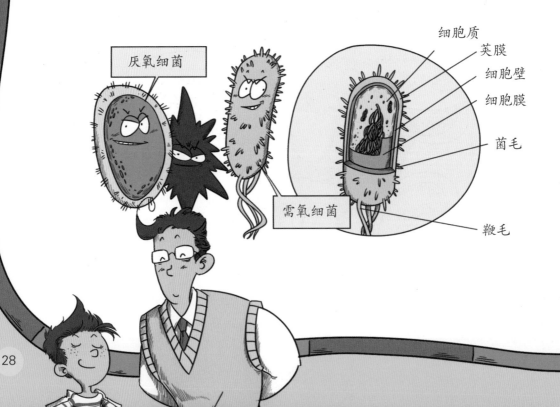

厌氧细菌

需氧细菌

细胞质
荚膜
细胞壁
细胞膜
菌毛
鞭毛

# 病毒的真面目

　　病毒是一种非常微小、仅以纳米为测量单位的非细胞型微生物。很显然，即便病毒在我们眼前"晃荡"，我们也看不见它们细小的身影。不过，它们的数量却多得令人心惊：仅整个海洋里的病毒数量就已经达到 10 的 30 次方。而若是将地球上所有的病毒依次连接成一条长链，就算每秒能跑 30 万千米的光至少也需要 2 亿年才能跑完整条长链。简言之，病毒是无处不在的，即便是我们身体里，也有它们的影子。

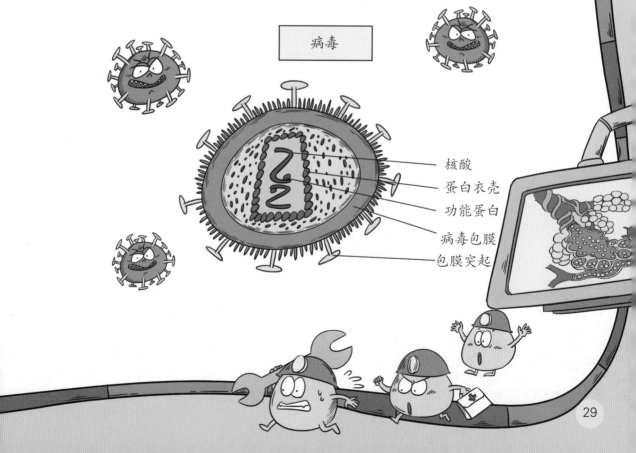

病毒

核酸
蛋白衣壳
功能蛋白
病毒包膜
包膜突起

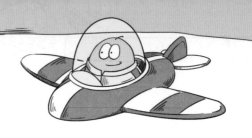

# 水蒸气是水吗

　　水蒸气又名蒸汽或是水汽，是水的一种气态形式。通常，当水达到沸点时，便会变成水蒸气。不过，有时在沸点以下，水也能慢慢地蒸发成水蒸气。而且，在不同的环境下，水还能以不同的形态存在。比如：当地面上的水蒸发成水蒸气后，它们会在空中形成云；若水蒸气凝结成较大的水滴，就又会摇身变成雨或雪；若是水蒸气凝结成较小的水滴飘浮在空中，则又成为让我们恍如进入仙境的"雾"！

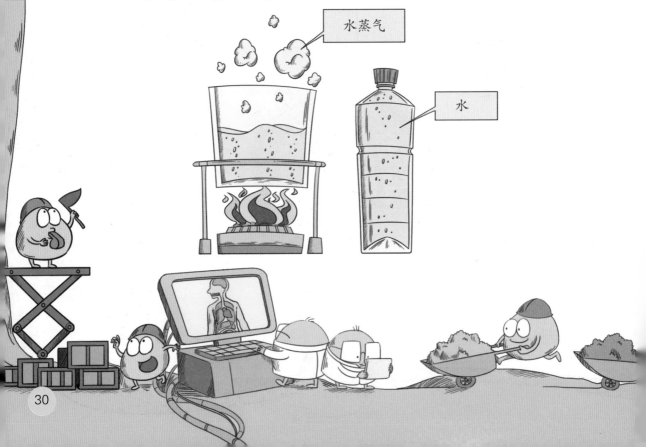

水蒸气

水

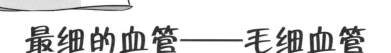

# 最细的血管——毛细血管

在我们的体内，有一个精密的血管网，而那些或大或小的血管就"蜿蜒曲折"地遍布在我们身体内部，其中尤以毛细血管分布最广、管壁最薄、口径最小。不过，别看它细小，它可是一个拥有三大"品种"的家族，包括连续毛细血管、有孔毛细血管、血窦。而且，在它那狭窄幽长的身体里，还进行着新旧物质的交换：将随着静脉血而来的二氧化碳和一些代谢废物排出我们体外，并将新鲜氧气输送到我们体内。

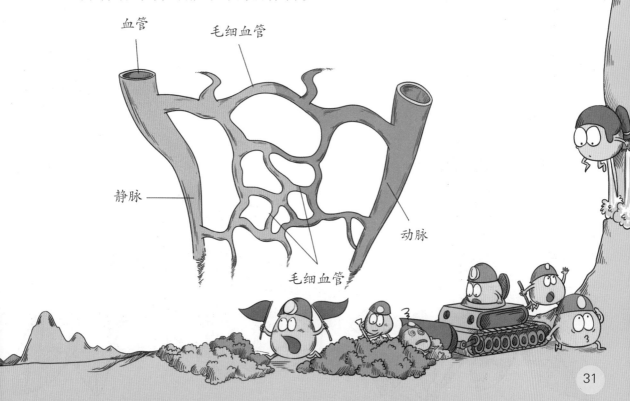

血管

毛细血管

静脉

动脉

毛细血管

# 智慧蛋

1. 有时候，我们会发现有的人睡觉的时候会打呼噜。到底人为什么会打呼噜，为什么有的人打呼噜，有的人却不打呼噜呢？

2. 有的人在生活中会得慢性鼻炎，每天起床总是不停打喷嚏。你知道慢性鼻炎主要是鼻车间哪个部位出现了问题吗？

3. 受凉了，感冒了，或者遇到刺激的气体、引发敏感的花粉……这些情况下我们都会打喷嚏。你知道打喷嚏的原理是什么吗？

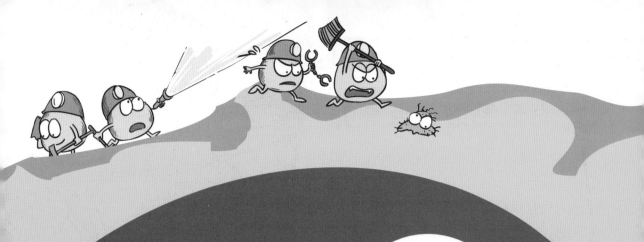

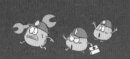 **第三章**

# 咽：

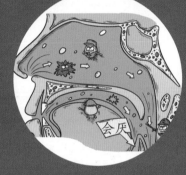

会厌

## 呼吸系统总部的空气加工站

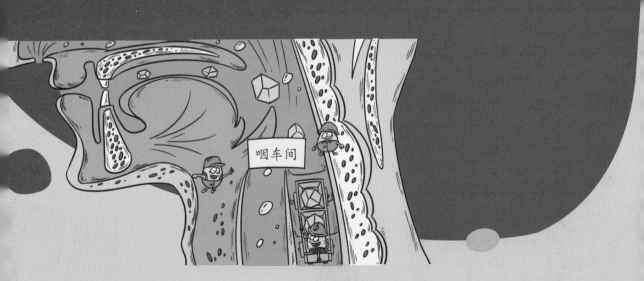

咽车间

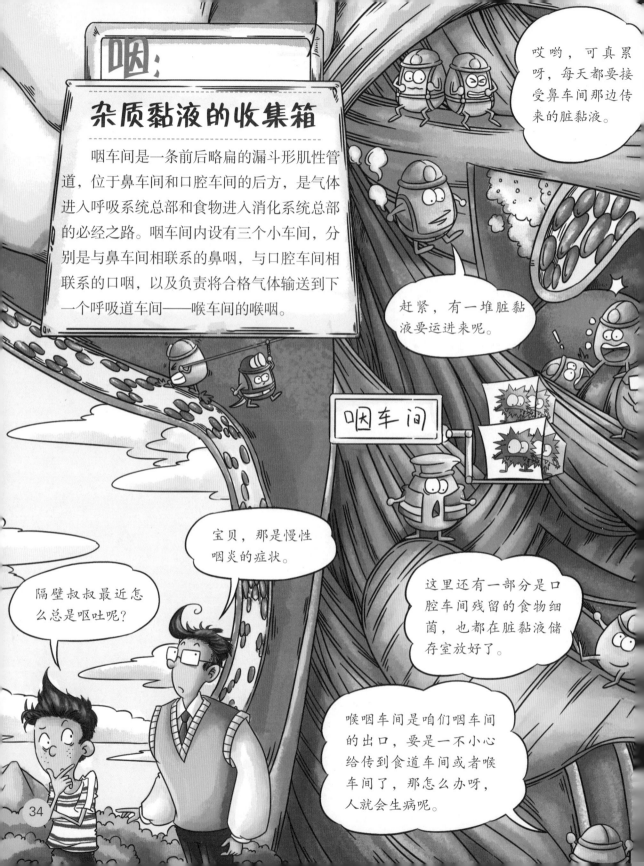

如果我们不小心吸入了有害气体，机灵的咽车间便会做出反抗。瞧，为了不让那些气体继续前行，它正努力地进行着收缩，甚至会产生呕吐反射，好让我们将有害气体从口中排出，从而保护我们的健康。

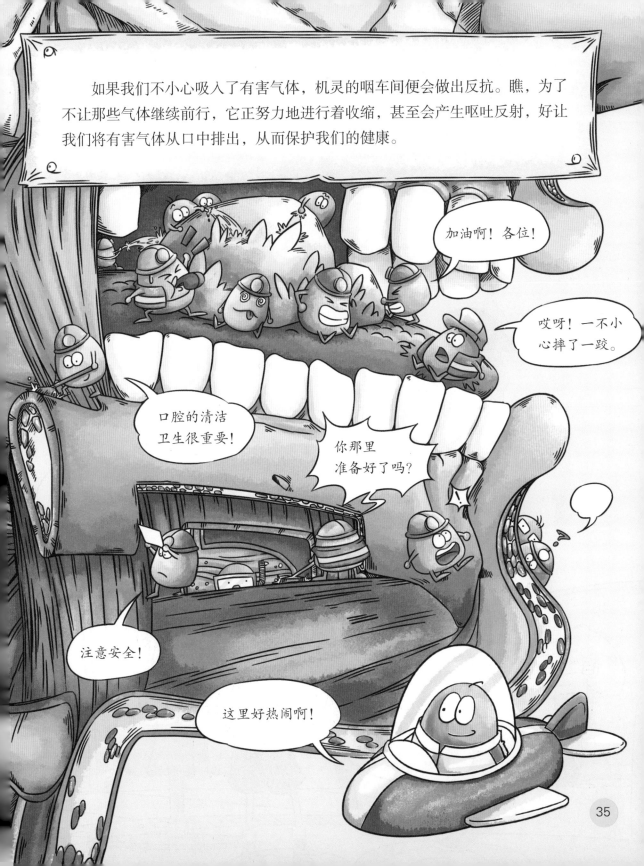

加油啊！各位！

哎呀！一不小心摔了一跤。

口腔的清洁卫生很重要！

你那里准备好了吗？

注意安全！

这里好热闹啊！

# 鼻咽:
## 细菌病毒的过滤网

鼻咽车间是由蝶骨体、枕骨底所构成，向前经鼻后孔通往鼻腔，即位于鼻腔的后方。而且，其前方与后鼻孔，以及鼻中隔后缘相连；后壁则约在第一、第二颈椎与口咽部的后壁相连。而位于鼻咽车间顶壁与后壁交界处的淋巴组织则是咽扁桃体（或称增殖体、腺样体）。

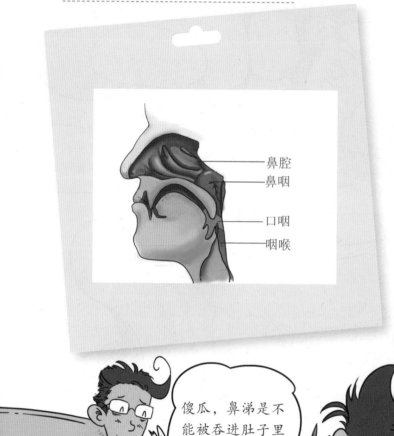

鼻腔
鼻咽
口咽
咽喉

爸爸，你说如果把鼻涕吞回肚子里，拉便便时会不会跟着一起排出来？

傻瓜，鼻涕是不能被吞进肚子里的，它只是被吞进了咽里。不过，鼻涕在那儿是会形成痰的，要知道，痰是不容易被排出去的。

鼻车间实际上是一个对外部门，而鼻咽车间便是将鼻车间与其他呼吸道车间联系在一起的通道。鼻咽车间特有的结构更像是一个防御车间。防御功劳主要归功于它的重要部门——咽扁桃体。

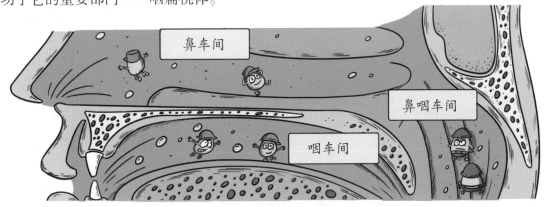

瞧，咽扁桃体就像是鼻咽车间的细菌病毒收集箱，不但不时地将鼻车间没有完全过滤掉的细菌和病毒全盘收入囊中，而且还会毫不嫌弃地接收鼻车间排出的含有杂质及细菌的废物黏液，以避免我们"病从鼻入"。

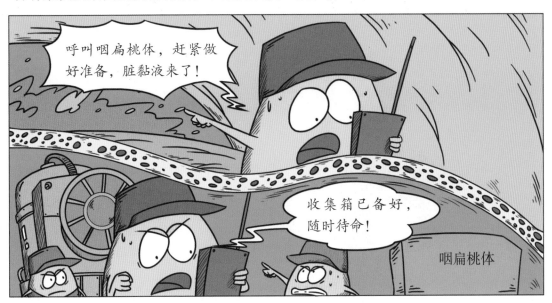

由于鼻咽车间与鼻车间紧紧相连，一旦我们不小心呛到了水或是食物，很有可能会从鼻咽车间产生倒流，涌进鼻车间。而这种倒流则会让整个鼻咽车间和鼻车间都感到难受，反应到我们身上，则会出现咳嗽、流泪，甚至声音也会变得嘶哑。

# 口咽：

## 空气杂质的收集箱

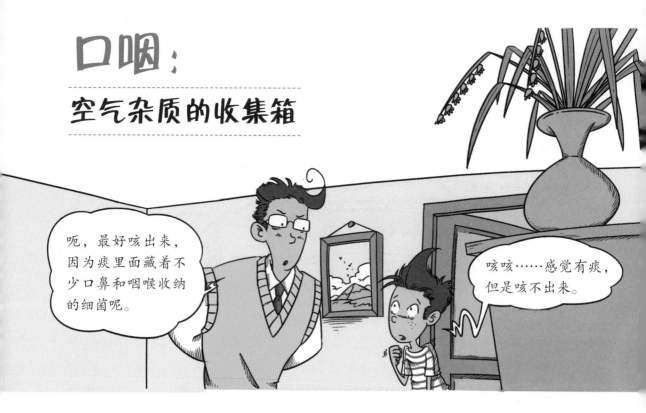

呃，最好咳出来，因为痰里面藏着不少口鼻和咽喉收纳的细菌呢。

咳咳……感觉有痰，但是咳不出来。

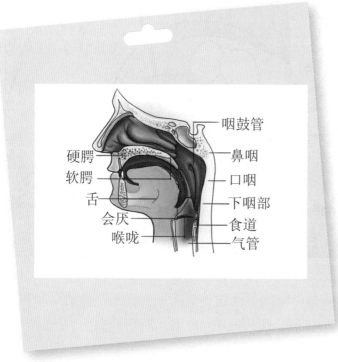

咽鼓管
硬腭
软腭
鼻咽
舌
口咽
会厌
下咽部
喉咙
食道
气管

口咽车间位于软腭游离缘平面到会厌上缘的部分。它的后壁相当于第三颈椎的前面，黏膜上还"黏附"着淋巴滤泡，而它的前方则借助咽峡（咽峡是悬雍垂和软腭的游离缘，其两侧由舌颚弓及咽颚弓构成，下面则由舌背构成）与口腔相通，向下则又直接连通喉咽车间。

鼻车间是空气的入口处，而鼻咽车间则是空气通往其他呼吸道车间的通道。一旦这个车间发生堵塞，麻烦便会接踵而来。不用担心，每每出现这种情况，口腔车间就会前来帮忙。口腔车间后面是口咽车间，由于口咽车间内部有一个能拦截空气、杂物的部门——会厌谷，当空气或是食团要进入下一个呼吸道或消化道车间时，都会被它拦截掉细菌及杂物。

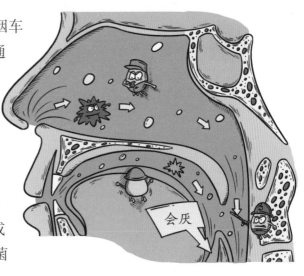

会厌

瞧，那些没有经过初步过滤的空气涌进来了，它们直接从口腔车间进入口咽车间，只一瞬间，会厌谷便抓住了混在其中的细菌与尘埃，并将它们滞留在"身边"，以确保它们无法随着空气进入人体小工厂。

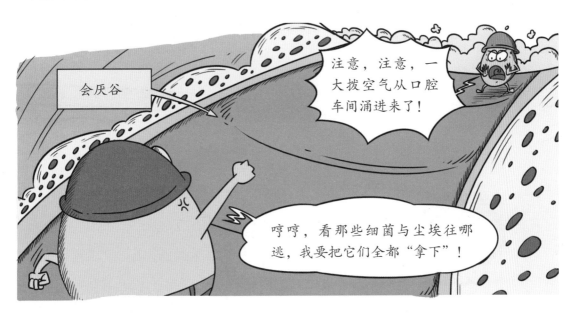

会厌谷

注意，注意，一大拨空气从口腔车间涌进来了！

哼哼，看那些细菌与尘埃往哪逃，我要把它们全都"拿下"！

可见，口咽车间出色地完成了"拦截"任务，更是完美地诠释了其作为"空气杂质的收集箱"的意义。

# 喉咽:
## 空气和食物的分类大师

喉咽车间属于下咽部，位于会厌软骨以下的部分，向下则一直止于环状软骨下缘的平面，直接与食管相连；向前则借助喉口直接通入喉腔；在喉口的两侧还各有一个深窝，它们还有一个很美的名字"梨窝"（梨状隐窝的简称）。只是，梨窝虽美，却最容易"藏污纳垢"。

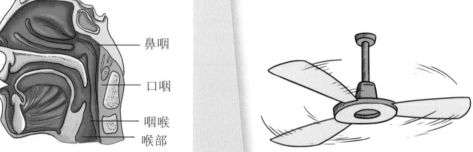

鼻咽

口咽

咽喉
喉部

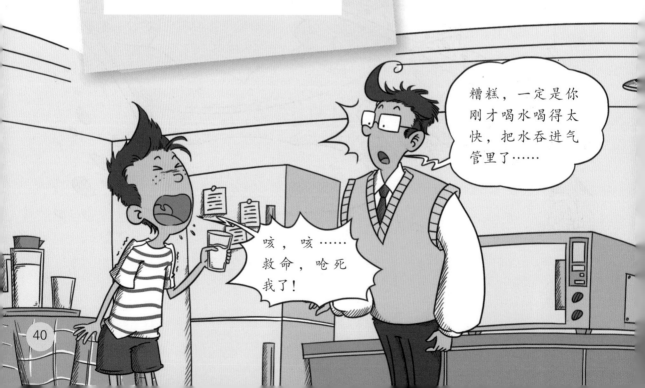

糟糕，一定是你刚才喝水喝得太快，把水吞进气管里了……

咳，咳……救命，呛死我了！

咽车间是呼吸系统总部和消化系统总部共用的一个跨领域部门。因此，每天通行于咽车间的，除了呼吸系统总部的空气之外，还有消化系统的食团。其中，空气要进入呼吸道车间，而食团则要进入消化道车间。因此，位于特殊位置（上方直接连着口咽车间，前方则可和喉口部位直接联系）的喉咽车间便开始发挥所长了，它不时地将空气与食团进行分类，并带着它们"各奔前程"。

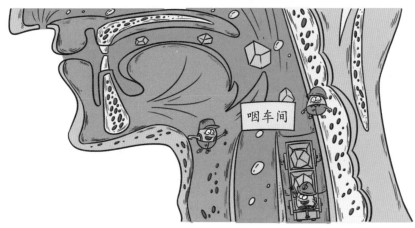

咽车间

瞧，来了一块食团，喉咽车间先匆忙地跟喉车间打声招呼，让它们提起会厌软骨，关闭喉口，然后再将食团匆匆运往食道车间。哟，又涌来了一拨空气，它连忙通知喉车间放松会厌软骨并打开喉口，将空气运到喉车间静候处理。

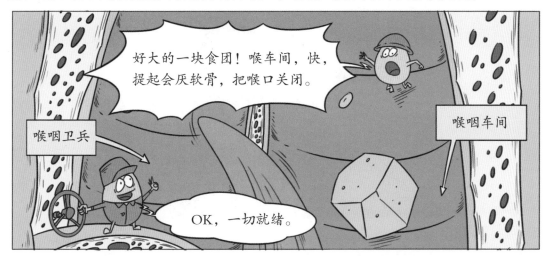

好大的一块食团！喉车间，快，提起会厌软骨，把喉口关闭。

喉咽卫兵

喉咽车间

OK，一切就绪。

可见，喉咽车间出色地完成了"分配"任务，完美地诠释了其作为"空气和食物的分类大师"的别样意义。

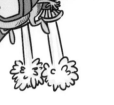

# 咽炎的症状

　　咽炎主要是因为病毒和细菌感染而引发的炎症，包括慢性咽炎和急性咽炎，其中慢性咽炎又包括慢性肥厚性咽炎、慢性单纯性咽炎。下面就让我们看一下它们所体现的具体病症吧。

　　（1）慢性肥厚性咽炎：咽部不适、疼痛，不时会有灼热感、烟熏感、异物感，早上起床时甚至会感到恶心。

　　（2）慢性单纯性咽炎：全身症状不是很明显，并以局部症状为主，而且多种多样，如，会感到咽部不适，感觉痒痒的。

　　（3）急性咽炎：发病较急，常与急性鼻炎同时发作，刚开始时会觉得咽干、瘙痒、微痛等，紧接着便会感到咽部灼痛，严重者甚至会出现高热、头疼，并伴有恶心、呕吐。

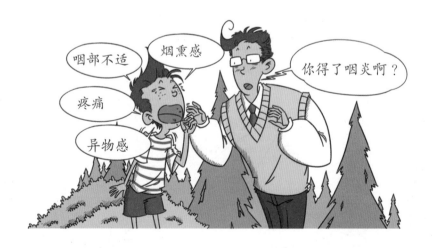

# 淋巴是一种器官吗

淋巴又名淋巴液，是人和动物体内的无色透明液体，它存在于人体的各个部位，在淋巴管（一种结构类似于静脉的管子，全身各部均有分布）内循环往复，最后流入静脉。

淋巴对我们的免疫系统有着至关重要的作用。如，当有病毒"侵犯"我们，致使我们发生感染时，淋巴结就会肿大疼痛；而当炎症消失后，淋巴肿块也会自然缩小，直至消失。

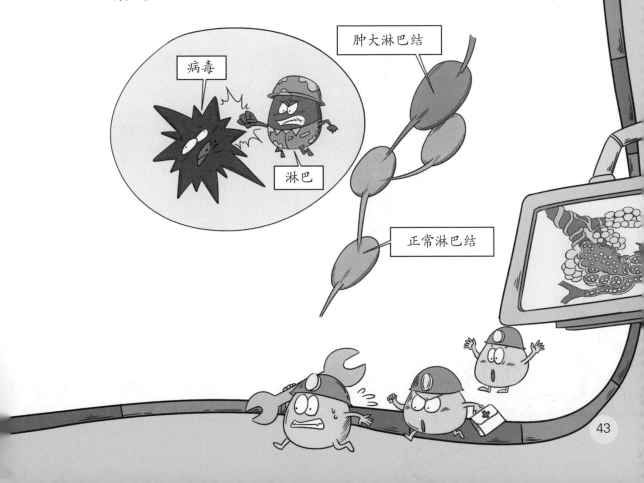

病毒

肿大淋巴结

淋巴

正常淋巴结

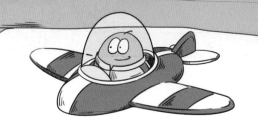

# 谁是有害气体

在我们赖以生存的环境中，凡是那些对人类或动物的身体健康造成不利影响，或是对他们的健康虽然没什么影响，但会让他们感觉到不舒服的气体，我们都将它们归结为有害气体。常见的有害气体有一氧化碳、二氧化氮、二氧化硫、氨气、甲烷；常见的有毒气体则有甲醛、氰化氢、氯气、硫化氢、一氧化氮等。

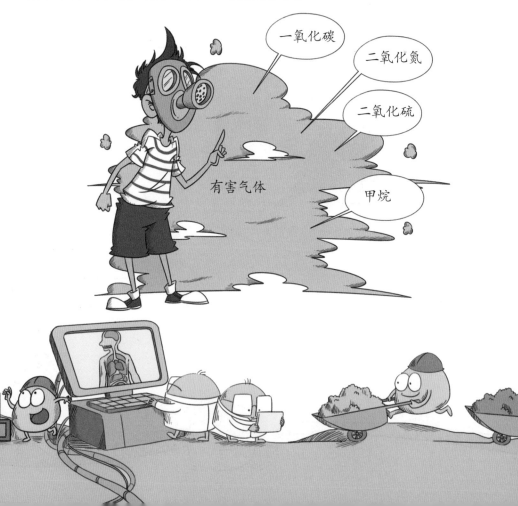

一氧化碳

二氧化氮

二氧化硫

甲烷

有害气体

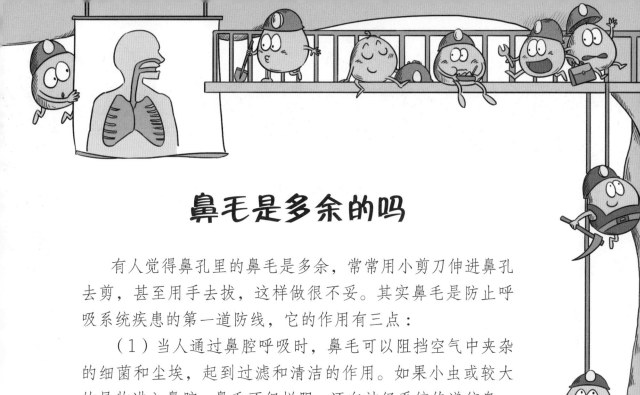

# 鼻毛是多余的吗

　　有人觉得鼻孔里的鼻毛是多余，常常用小剪刀伸进鼻孔去剪，甚至用手去拔，这样做很不妥。其实鼻毛是防止呼吸系统疾患的第一道防线，它的作用有三点：

　　（1）当人通过鼻腔呼吸时，鼻毛可以阻挡空气中夹杂的细菌和尘埃，起到过滤和清洁的作用。如果小虫或较大的异物进入鼻腔，鼻毛不但拦阻，还向神经系统传递信息，引起打喷嚏，把它们清除出来。

　　（2）鼻毛可以湿润和温暖吸入的空气，不使外界冷空气直接吸入气管，有防止干燥性或萎缩性鼻炎，以及鼻出血的作用。

　　（3）鼻毛可维护嗅神经不受损害，使鼻子能闻出各种气味，并把食物的香味传给大脑，增进食欲。

　　所以如果把鼻毛去除干净，将使人体失去一个守门的卫士。

# 智慧蛋

1. 咽车间所具有的咽扁桃体是人体扁桃体的一部分。你知道"扁桃体家族"还有哪些成员吗？扁桃体发炎的发病部位又在哪儿？

2. 咽炎是由于咽部黏膜或黏膜下组织出现发炎而引发的一种疾病，根据发病时间的长短可以分为急性咽炎和慢性咽炎。你知道急性咽炎和慢性咽炎的病征有什么区别吗？

3. 如果吃太多油炸刺激的食物，或者吸入很多干燥的空气，都可能令人出现"嗓子痒""喉咙疼"的情况。你知道引发嗓子痒或者喉咙疼的是哪个部位吗？

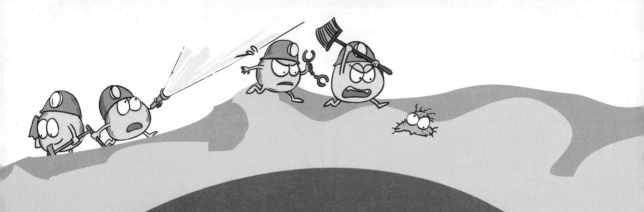

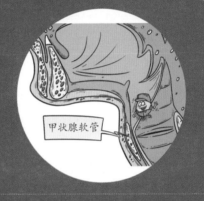

甲状腺软管

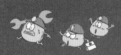

第四章

# 喉：

## 呼吸系统总部的安检站

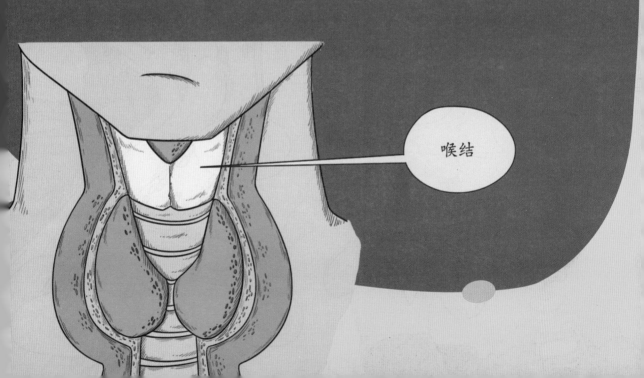

喉结

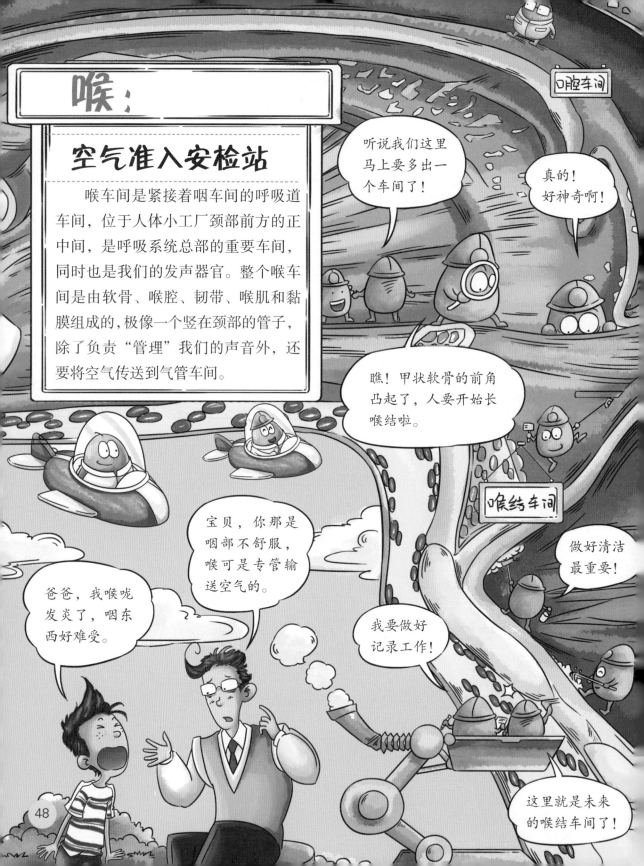

# 喉：

## 空气准入安检站

　　喉车间是紧接着咽车间的呼吸道车间，位于人体小工厂颈部前方的正中间，是呼吸系统总部的重要车间，同时也是我们的发声器官。整个喉车间是由软骨、喉腔、韧带、喉肌和黏膜组成的，极像一个竖在颈部的管子，除了负责"管理"我们的声音外，还要将空气传送到气管车间。

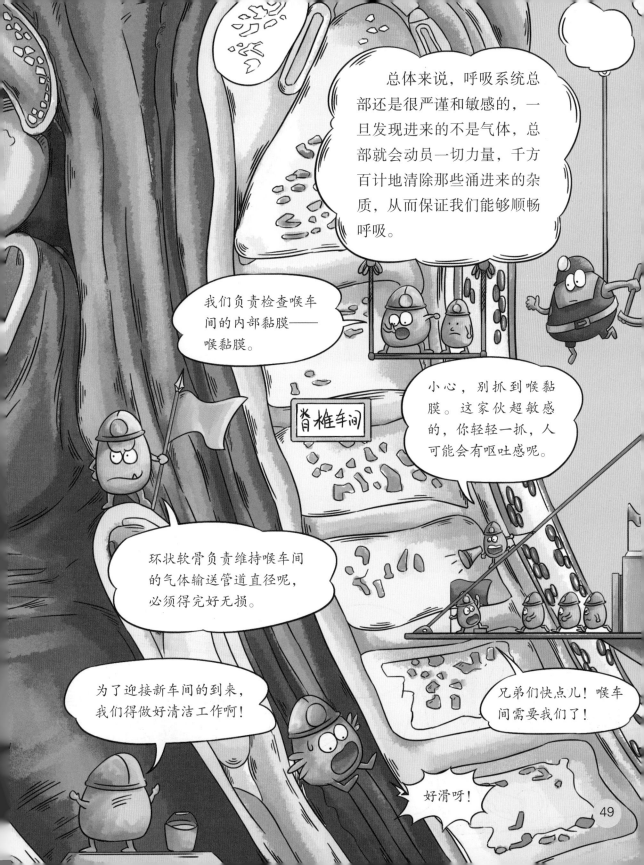

# 甲状软骨：
## 喉车间的主心骨

甲状软骨是喉车间最大的软骨组织，它位于舌骨的下方，环状软骨的上方，是喉车间的前壁和两侧壁的主框架。然而，这个主框架并非"一体式"，而是"组合式"的，极像两片四边形的小盔甲组合在一起所形成的大盔甲。

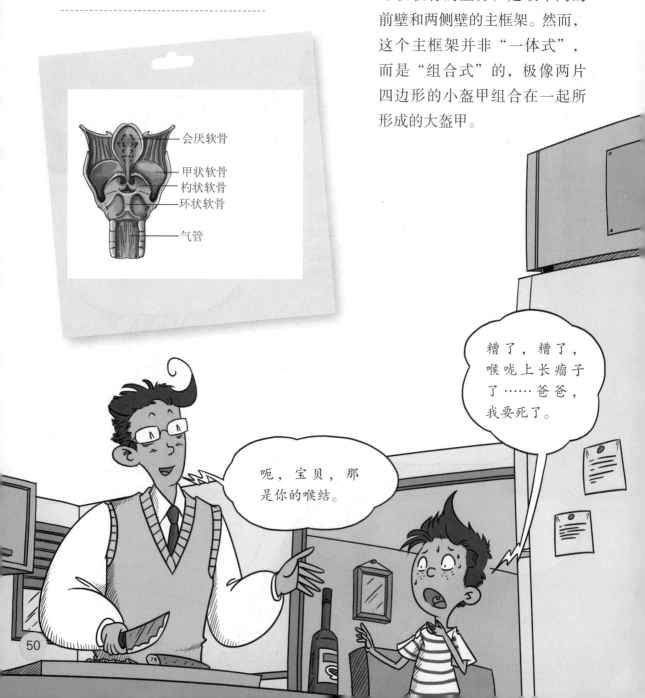

会厌软骨
甲状软骨
杓状软骨
环状软骨
气管

糟了，糟了，喉咙上长瘤子了……爸爸，我要死了。

呃，宝贝，那是你的喉结。

那两片小盔甲分别是左软骨板与右软骨板，在它们对接处所隆起的小角，便是我们的喉结。只是，在我们进入青春发育期之前，甲状软骨并未完全建筑完成，所以很难发现喉结的存在。而且，在这段时间，男生与女生之间喉的发育状况几乎没有差别。

甲状软骨

然而，一旦进入青春发育期，甲状软骨的生长基本宣告结束，因为性别的不同，喉的发育也开始出现差异。比如，男生比女生要更早发育喉结；女生喉结不明显，但用手触摸喉部能感觉到突起的存在；男生喉结明显，而且随着他们的吞咽动作，甚至能看见喉结在滚动。

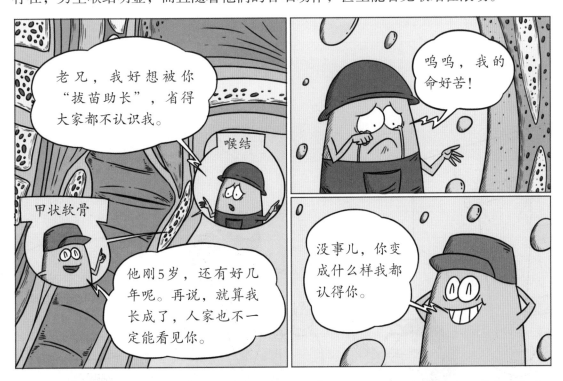

可见，无论男生还是女生，都是有喉结的，只是因为突起程度的不同，才让我们有了"女生没有喉结"的错觉。

# 会厌软骨：
## 空气进出的活塞盖子

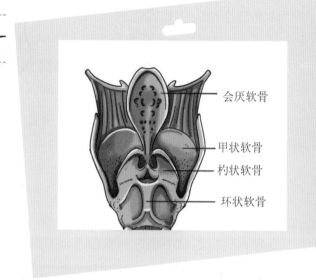

会厌软骨
甲状软骨
杓状软骨
环状软骨

在喉车间的上前部位置，有一个形似树叶的家伙，它扁扁平平却又上宽下窄。其中，宽阔的上端喜欢游离在喉口的上方；下端则会在缩细后再借助甲状会厌韧带附着在甲状软骨前角内面的上部，这个家伙便是在呼吸界素有"活塞盖子"之称的会厌软骨。

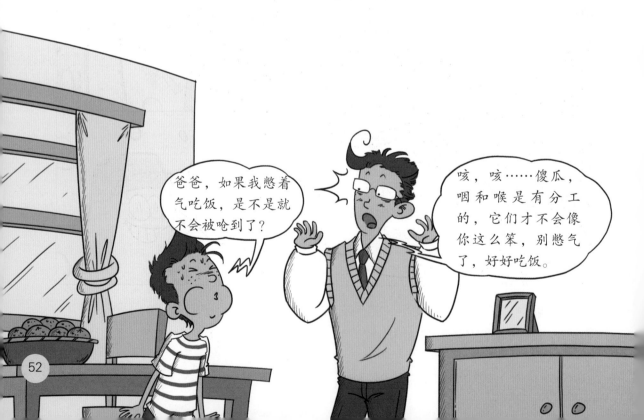

爸爸，如果我憋着气吃饭，是不是就不会被呛到了？

咳，咳……傻瓜，咽和喉是有分工的，它们才不会像你这么笨，别憋气了，好好吃饭。

从鼻车间进入的空气和从口腔车间进入的食团都需要经过咽车间，因此一旦处理不当，麻烦便会"接踵而来"。比如，那连接着咽车间与喉车间的喉口若是一直敞开着，食团便会趁机"溜进"喉车间，从而扰乱呼吸系统的正常工作"程序"。这时，会厌软骨便有了"用武之地"。

瞧，它扭动着灵活的小身板赶来了，并开始不慌不忙地应对着：当我们呼吸时，它就会用力向上伸展，让喉口敞开，喉腔开放，欢天喜地地把新鲜的空气迎进喉车间；而当我们吃东西或是喝水时，这个小家伙则会向下缩盖住喉口，避免食团或是水分从喉口溜进喉车间。

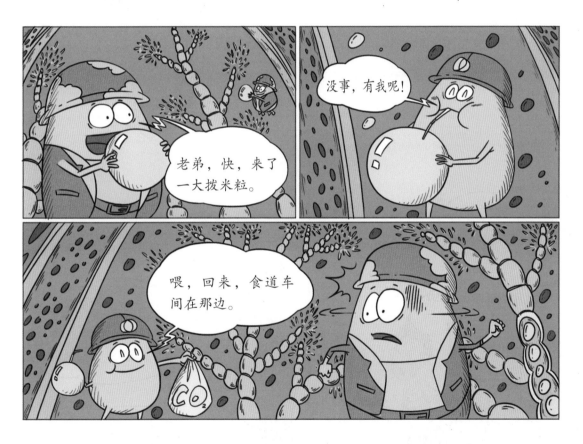

可见，会厌软骨就是凭借敏锐的动作，有条不紊地对空气和食物分类，从而让空气进入喉车间，而食物则安然地进入食道车间，各得其所。

# 环状软骨：

## 管道直径的稳定器

在整个呼吸系统里，有些车间之间是可以互助的。比如，鼻车间一旦发生状况，口腔车间便会赶来帮忙。然而，对空气的必经之路喉车间来说，就没那么幸运了，它只能自己承担。因此，为了避免受到损伤，它特意在车间中部安置了一个特殊的软骨——环状软骨。

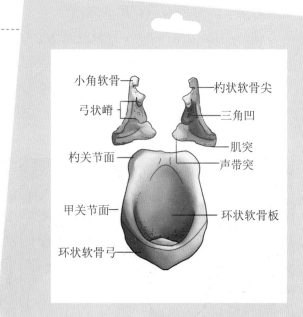

小角软骨
弓状嵴
杓关节面
甲关节面
环状软骨弓

杓状软骨尖
三角凹
肌突
声带突
环状软骨板

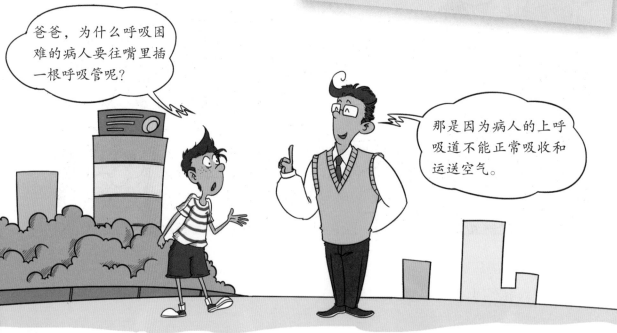

爸爸，为什么呼吸困难的病人要往嘴里插一根呼吸管呢？

那是因为病人的上呼吸道不能正常吸收和运送空气。

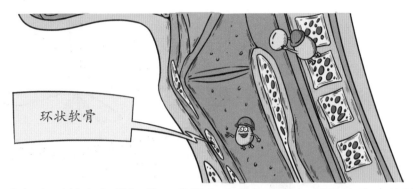

环状软骨

喉车间主要是由各种韧带、喉肌和黏膜组成的，但是这些建筑材料的坚固度不足，难以保持喉车间的形态，所以在车间中部才有了环状软骨这一关键部位。瞧，它就位于甲状软骨的下方，跟一枚印章戒指似的横着环绕在喉车间中部。不过，可别小看了这枚"小戒指"，它能在喉车间内部撑起整个车间的管道形态，让喉车间总是圆圆的，以方便空气顺利通行。

因此，有了环状软骨，当空气到达喉车间后，就不会出现因为喉车间内部"塌方"而无法通往气管车间的现象。不过，若是环状软骨出现损伤，肯定会影响到喉车间，从而影响到整个呼吸系统。

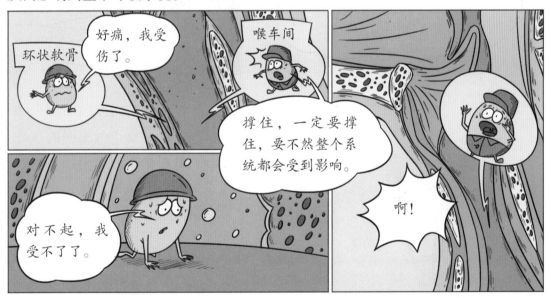

可见，环状软骨为保持喉车间的形态，以及为空气进入气管车间创造了一个良好的环境。

# 喉腔：

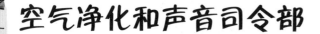
## 空气净化和声音司令部

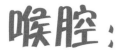

爸爸，我的喉咙是不是出事儿了，怎么总是痒痒的？

喉里面的喉黏膜是非常敏感的，一点点刺激的东西都可能引发呕吐和瘙痒。你昨晚上吃了那么多香辣味的薯片，喉咙不痒才怪呢。

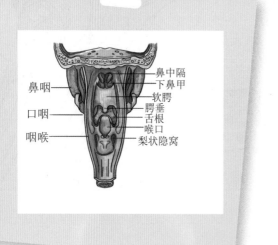

鼻咽 —
口咽 —
咽喉 —
鼻中隔
下鼻甲
软腭
腭垂
舌根
喉口
梨状隐窝

喉腔是喉车间里的一个内部小车间，也是整个喉车间的核心部分。喉腔小车间是以三大软骨为支架，以喉肌为墙壁，以黏膜为内墙装饰所组成的管型腔道，像极了将空气运输到气管车间的大型管道。而且，为了运输方便，管道的起点特意设置在喉口位置，终点则直接通往咽车间。

也许对于呼吸系统总部来说，喉腔小车间只是一个气体运输管道；但对于声音处理总部而言，喉腔小车间却是非常重要的发声部位。这是为什么呢？原来与我们发出声音息息相关的声带正好位于喉腔小车间内。因此，声音处理总部又特意将喉腔小车间划分为分工明显的三大区域，即声门上区、声门和声带。

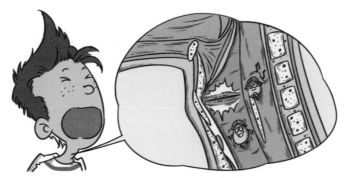

每当我们说话时，声带就会振动，声门则会闭合，使得肺车间呼出的气体撞击到声带上面，从而产生声波。而且，声波还会继续上移，并到达咽车间和鼻车间，接受这两个车间的加工。如此一来，我们就能发出各具特色的声音了。

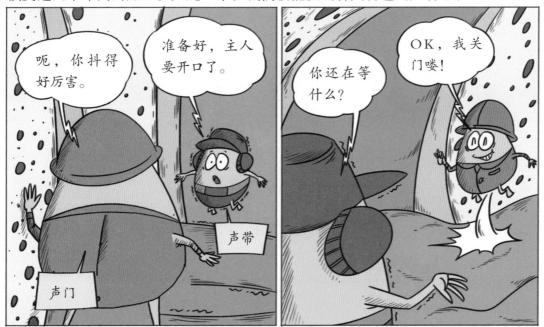

虽然喉腔只是一个小车间，但它却兼具着处理空气和声音的双重任务，怪不得会有"空气净化和声音司令部"的美称，真是实至名归。

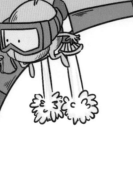

# 喉结的秘密

　　每个人都有喉结，不过因为性别差异，女生喉结大多不明显，但是有的女孩在发育过程中却明显能感觉到喉结突出，这又是为什么呢？其实，基本上有三个原因。

　　（1）内分泌因素引起的。比如，脑垂体、肾上腺内分泌腺出现问题，导致女孩体内雄激素含量增多，很有可能会发生喉结突起的症状。

　　（2）遗传因素。比如，父亲的喉结很大，便很可能会遗传给女儿。

　　（3）身体过分消瘦。

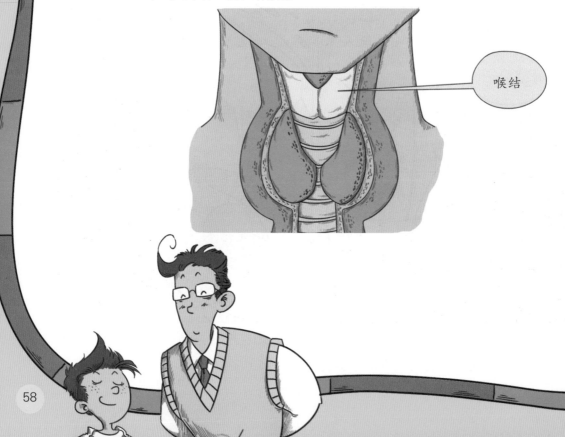

喉结

# 声带的秘密

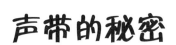

　　声带位于喉腔中部，左右各一相互对称，由声带肌、声带韧带和黏膜三部分构成。它是我们用来发声的主要结构，因此在日常生活中，我们要注意对声带的保护。

　　比如，不要用嗓过度，说话时要用适宜的音量和音调，尽量匀速说话；若是长时间讲话，要多喝些温开水；尽量少吃刺激性的食物；不要动不动就大喊大叫，免得声带形成喊叫结节；吃东西时要细嚼慢咽；感冒时应尽量少说话，多喝温开水；进行适当的运动，保持心情愉快。

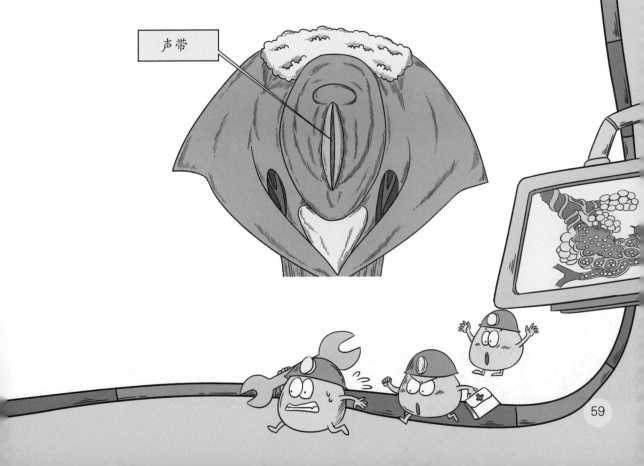

声带

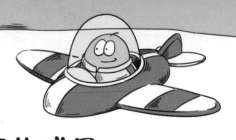

# 空气都包括哪些成员

　　空气对我们来说并不陌生，它对人类的生存起着莫大的作用，比如，我们时时刻刻进行的呼吸都需要空气的协助。那么，空气都包括哪些成员呢？

　　其实，空气是指大气层中的某些气体的混合物，主要包括78%的氮气、21%的氧气、0.94%的稀有气体（氦、氖、氩、氪、氙、氡）、0.03%的二氧化碳，以及0.03%的其他物质（比如杂质、水蒸气）。不过，空气的组成比例并非一成不变的。当区域不同，或是气压有所改变时，空气的组成比例一般也会随之改变。

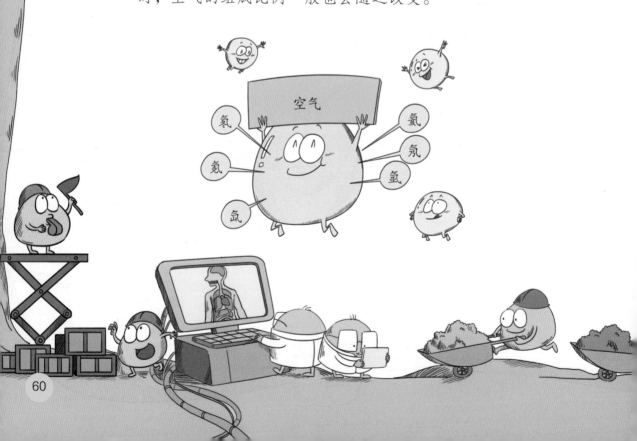

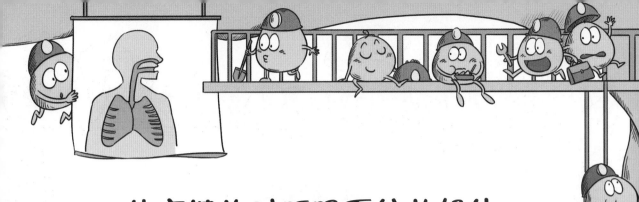

# 体育锻炼对呼吸系统的好处

经常参加体育锻炼对改善和提高呼吸系统功能有很多好处，例如：

（1）可以提高肺活量。经常参加体育锻炼，特别是做一些伸展护胸运动，可使呼吸肌力量增强，胸廓扩大，有利于肺组织的生长发育和肺的扩张，使肺活量扩大。

（2）增大肺通气量。体育锻炼能加强呼吸的力量，从而使呼吸深度得以增加。同时，在体育锻炼中，呼吸频率相对会高于平时，这样气体往返于呼吸道更加频繁。研究表明，有体育锻炼习惯的人，肺通气量远大于那些不爱运动的人。

（3）增加氧气利用能力。一般人在体育锻炼时只能利用其氧最大摄入量的60%左右，而经过体育锻炼后可以使这种能力大大提高。

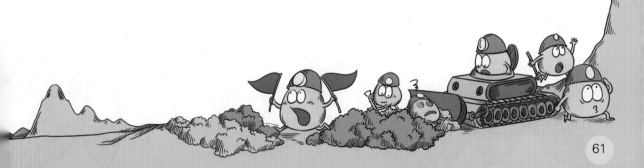

61

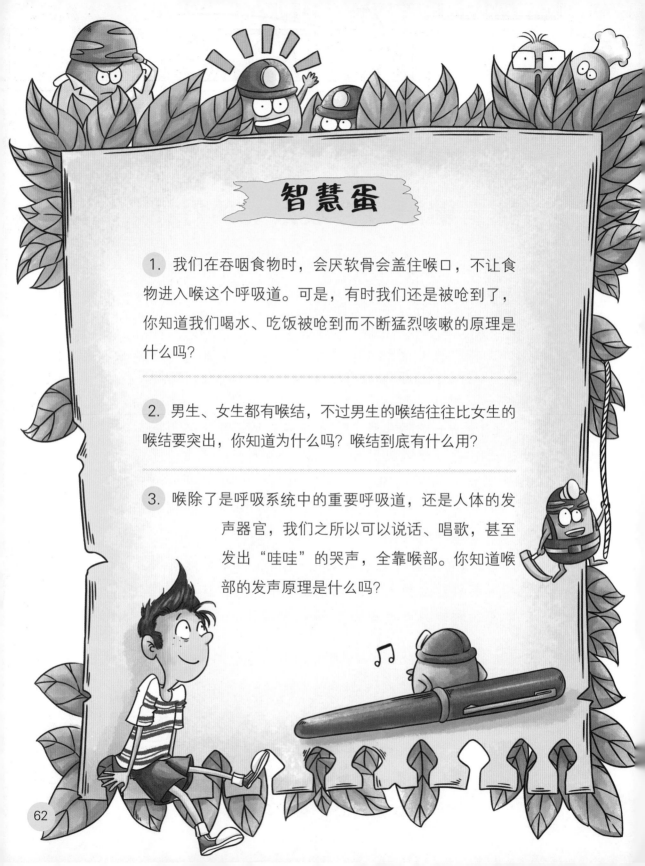

# 智慧蛋

1. 我们在吞咽食物时，会厌软骨会盖住喉口，不让食物进入喉这个呼吸道。可是，有时我们还是被呛到了，你知道我们喝水、吃饭被呛到而不断猛烈咳嗽的原理是什么吗？

2. 男生、女生都有喉结，不过男生的喉结往往比女生的喉结要突出，你知道为什么吗？喉结到底有什么用？

3. 喉除了是呼吸系统中的重要呼吸道，还是人体的发声器官，我们之所以可以说话、唱歌，甚至发出"哇哇"的哭声，全靠喉部。你知道喉部的发声原理是什么吗？

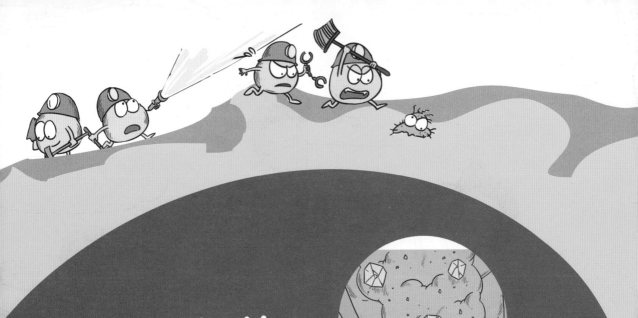

# 气管和支气管：

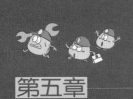

## 第五章

## 呼吸系统的空气过滤器

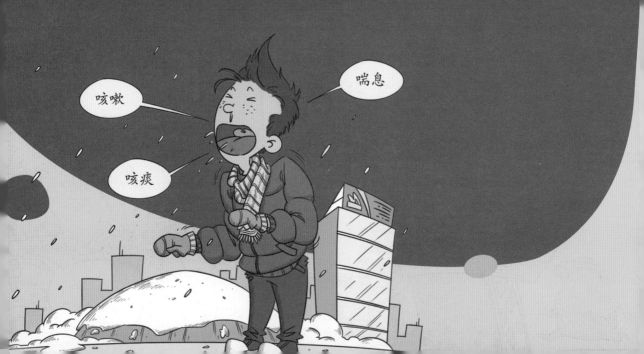

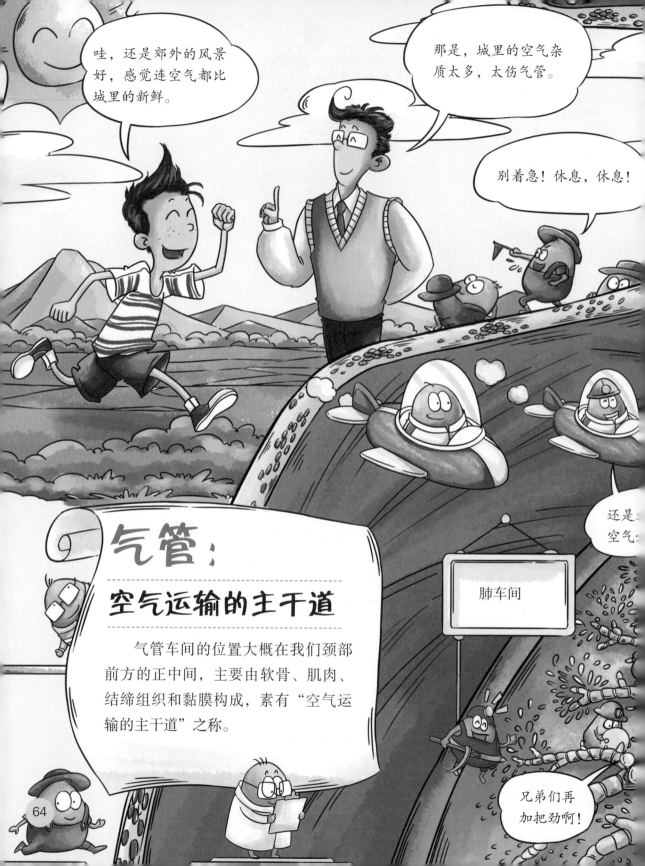

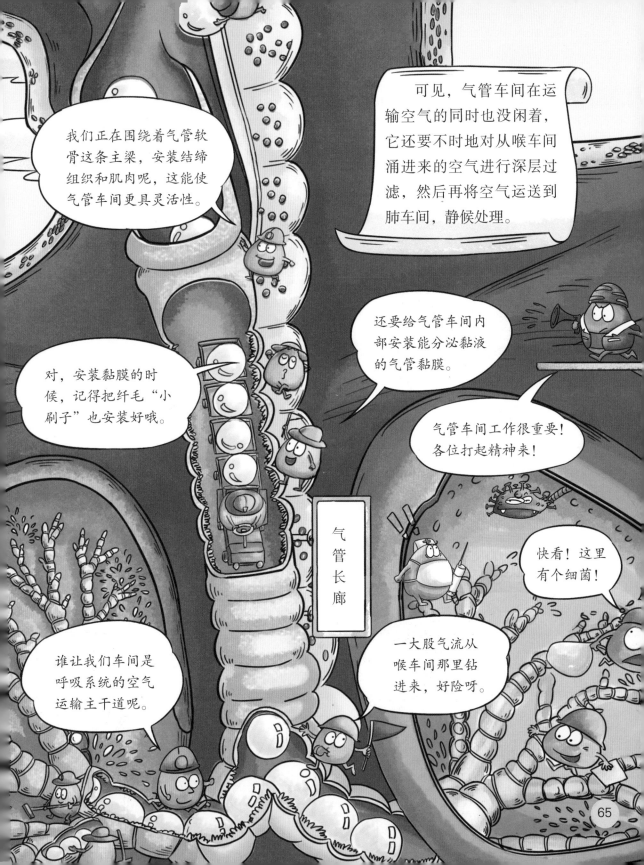

# 气管纤毛:
## 空气的深度过滤器

空气进入气管车间虽然已经经历了几大车间的初步过滤,可是,因为鼻车间、咽车间等部门只能拦截大颗粒的杂质,对于那些小颗粒的杂质,它们却只能"束手无策"。因此,对空气的深加工和过滤工作,便交给了气管车间和肺车间,由它们全权负责。

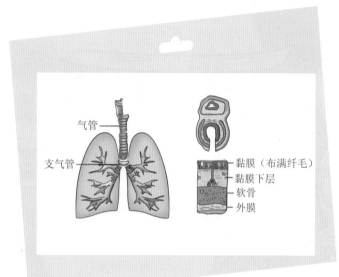

气管
支气管
黏膜(布满纤毛)
黏膜下层
软骨
外膜

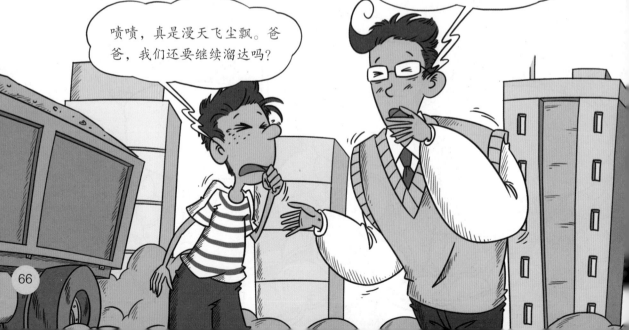

呃,原路返回……宝贝,快捂住口鼻,免得灰尘钻进我们的嘴里,聚积在气管上。要知道,这样最容易引发疾病了。

啧啧,真是漫天飞尘飘。爸爸,我们还要继续溜达吗?

其实，对气管车间来说，对空气的深加工处理主要靠的是它内部的黏膜"内墙"。瞧，一大波空气涌进来了，黏膜内墙赶紧派出了过滤空气的"杀手锏"——纤毛。它们要比鼻毛纤细很多，密密麻麻地黏在黏膜上"舒展着腰肢"，不时地将那些很微细的小颗粒杂质拦截下来，并将它们混入黏膜分泌的黏液中，然后它们又扭着小腰继续前行。那阵势，就像一个延绵不断的、一直往上走的波浪一样，不断地摆动，直到将这些混合着杂质的黏液推向咽车间形成痰。一旦我们将痰咳出去，那些混在空气中的细菌杂质也随之被排出体外了。

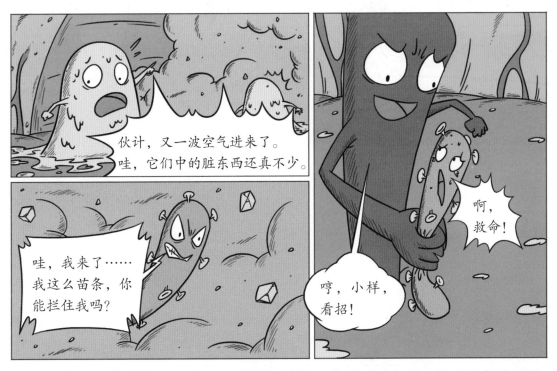

伙计，又一波空气进来了。哇，它们中的脏东西还真不少。

哇，我来了……我这么苗条，你能拦住我吗？

啊，救命！

哼，小样，看招！

可见，纤毛虽然细小，但它所发挥的功能还真是不可小觑，怪不得在呼吸界会有"空气的深度过滤器"的美名呢。

# 气管软骨：
## 能屈能伸的管道外墙

哇，郊外的空气好清新呢。我吸，我吸……爸爸，我突然想到一个问题，一次吸这么多空气，气管会不会被撑爆呢？

宝贝，气管没有那么脆弱，它们是有一定伸缩性的。

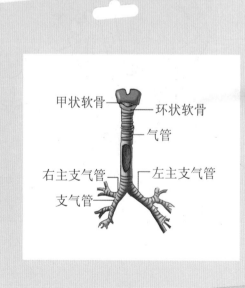

甲状软骨

环状软骨

气管

右主支气管

左主支气管

支气管

在气管车间内，软骨环之间是通过结缔组织和平滑肌进行连接的，而且是一个接着一个地往下延续，从头到尾贯通整个气管车间，从而形成了相对固定的管道框架。不过，气管车间的软骨圈和喉车间的环状软骨不同，它不是一个完整的圈，而是一个呈"C"字形、有大缺口的圈。

在气管车间，那些软骨环的缺口全都统一设在车间的后方，很显然，若是让这些缺口就这么空着是不行的。这是为什么呢？原来呀，气体会从缺口"逃逸"的。所以，结缔组织和肌肉就来帮忙了，它们密密麻麻地爬满软骨圈缺口，将缺口完好地包裹起来。

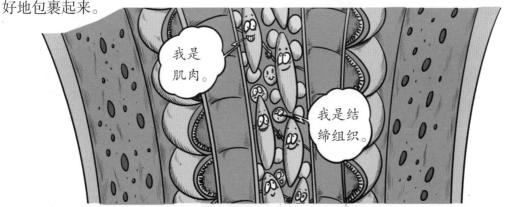

其实，这正是气管车间精雕细琢的设计，因为软骨所形成的管道直径是相对固定的，一旦进入车间的气体量特别大，而且管道直径又不够大，便会出现气体运输堵塞的现象。但是，若是让所有软骨都有一个缺口，并且用肌肉将缺口填补起来，便能形成一个可以拉伸的"筋肉带"。这样一来，当遇到气体量特别多的时候，这个"筋肉带"就能进行拉伸，扩大管道的直径，从而保持气体运输通畅。

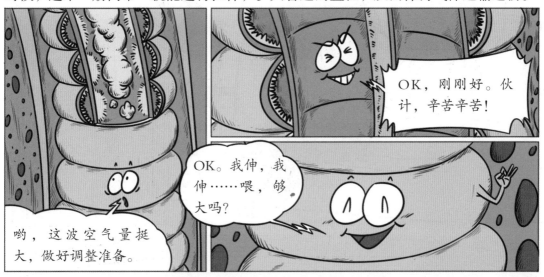

显然，正是因为气管软骨环缺口及其后的膜壁的存在，气管车间才有了能屈能伸的本事，才能面对汹涌而来的空气应对自如。

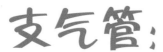

# 支气管：

## 气体分流指挥部

在呼吸系统中，气管车间的总长为10~12厘米，而在车间的底部有一个叫气管杈的小关口，它就像是一个分岔口，总是将我们吸取的空气在此一分为二，其中一部分进入右主支气管，另一部分则会进入左主支气管。而右主支气管和左主支气管便是气管车间的直系分支，是支气管组成的重要部分。

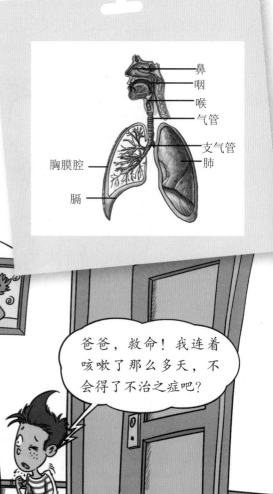

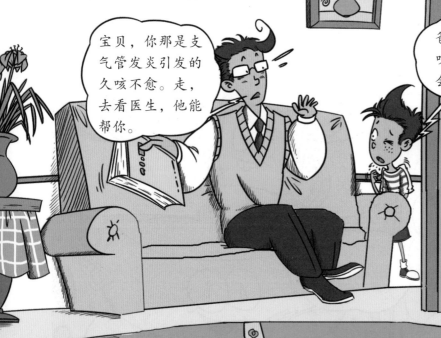

那么，左主支气管和右主支气
管之间，到底谁占主导位置呢？当
然，这就要看它们各自的本事了。

瞧，右主支气管又短又粗，全
然不像左支气管那么细长，但它也
正是凭借着身材优势，才让空气钻入自
己体内的概率远远高于左主支气管。因此，

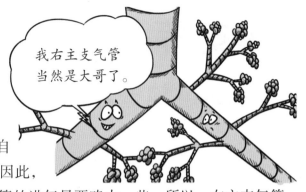

每当我们进行呼吸换气时，右主支气管的进气量要略大一些。所以，右主支气管
便理所当然地成为大哥，而左主支气管只能屈居做小弟了。

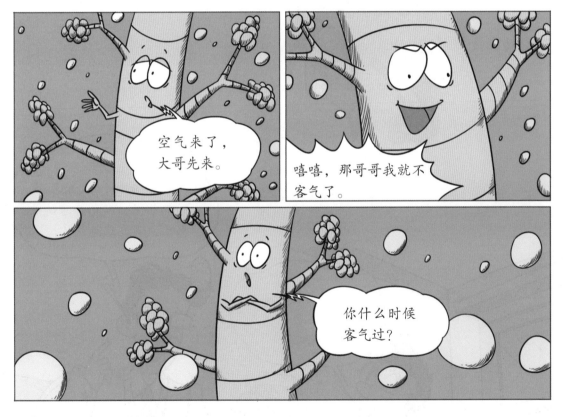

可见，空气也是"良禽择木而栖"，既然右主支气管能让它更快到达肺车间，
它又何必舍近求远呢？而且，"如此分流"也正好解释了为什么支气管在呼吸界
有"气体分流指挥部"之称了。

# 小支气管：
## 空气的运输管和加工员

如果大家以为支气管车间就只有左主支气管和右主支气管那真是大错特错了，这是为什么呢？原来支气管车间不是一般的庞大，从气管车间直接分级的左主支气管和右主支气管不过是支气管车间的主干道，而从这两大主干道中分支出来的小支气管们，数量之多简直令人难以想象。

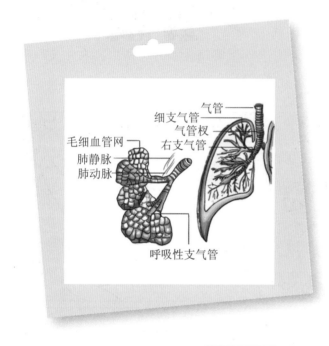

细支气管
气管
气管杈
毛细血管网
右支气管
肺静脉
肺动脉
气管
呼吸性支气管

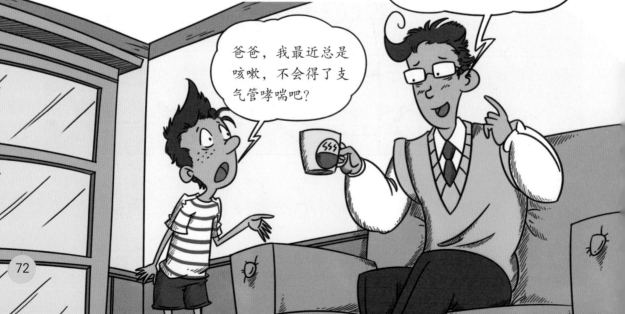

宝贝，支气管哮喘是小支气管出现慢性炎症引发的。你呢，只是普通咳嗽而已，不要瞎想。

爸爸，我最近总是咳嗽，不会得了支气管哮喘吧？

虽然这些小分支是主支气管下一级的小支气管，但为了将空气完整地输送到肺叶车间的每一个角落，它们却密密麻麻地爬满了整个肺叶车间，还真是"无微不至"呢。

而且，这些小支气管大小不一、长短不同，其中最细的叫作"呼吸性细支气管"。至于这些小支气管到底有多少条，相信根本没有人能完整地数清楚。但若是将气管、主支气管和数量庞大的小支气管连接起来的话，总长度应该是一个惊人的数字。

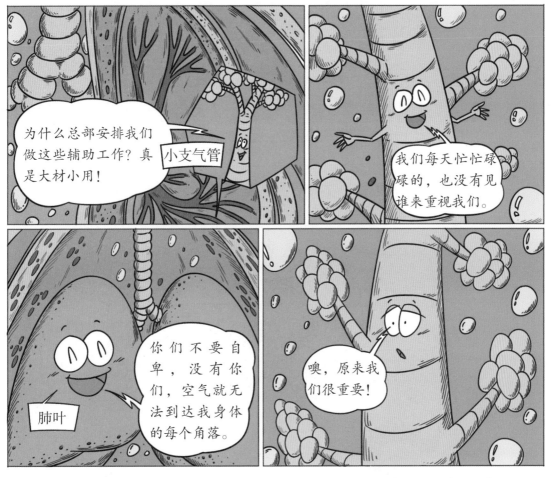

可见，虽然这些小支气管是支气管车间的成员之一，像小岔道似的横亘在肺叶车间，但空气若是随便钻入其中一条"小岔道"，在里面都能达到交换的目的，因为在小岔道的尽头都设有气体交换仓——肺泡。

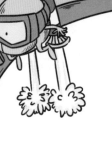

# 我们为什么会患上支气管炎

当气管、支气管黏膜及其周围的组织发生慢性非特异性炎症时，便意味着你已经患上了支气管炎，常见的症状有鼻塞、流清涕、咽痛、咳嗽、气喘、咳痰等。那么，究竟是什么原因导致的呢？

（1）当气温骤然下降时会对我们的支气管产生影响。

（2）若是呼吸道小血管发生痉挛缺血，有可能导致我们患上支气管炎。

（3）若是我们长期生活在空气质量差的环境中，也会影响到我们的支气管。

（4）对某些物质产生过敏，也会导致支气管出现炎症。

（5）病毒感染也是导致支气管炎发生的一个重要原因。

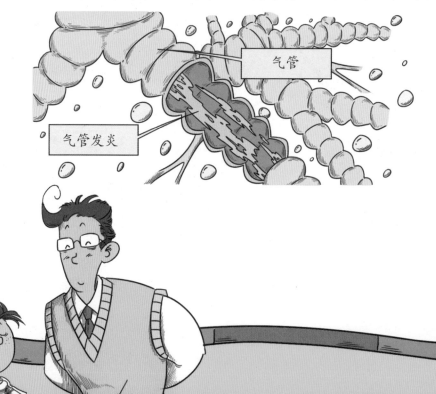

气管

气管发炎

# 支气管炎有什么样的症状

　　其实，支气管炎主要是因为病毒和细菌的反复感染引发的一种炎症，常见的症状有以下几种：

　　（1）咳嗽：咳嗽反复，而且是早晚咳嗽频繁，大多发生在冬季，或是气温骤变时。

　　（2）咳痰：咳出的痰多为白色的黏痰，或是白色泡沫痰。

　　（3）喘息：一般在急性期间发作。

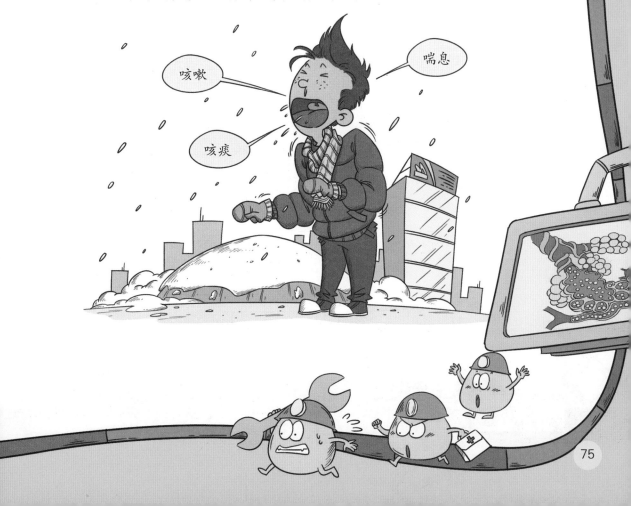

# 痰中都有什么

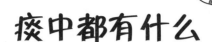

　　提起"痰"相信大家都不陌生，甚至还会产生一种厌恶之感。但若是说到"痰"中都含有哪些成分，相信没有几人能说清楚。

　　其实，痰是一种由多种成分组成的物质，主要包括：浓度极高的液体、大分子物质、清蛋白、糖蛋白、抗微生物蛋白等。其中浓度极高的液体是气管、支气管内壁黏膜下的黏液腺和浆液腺生成的；大分子物质则主要来自漏出的部分血液，或是局部分泌细胞的产物；清蛋白主要来源于血液；糖蛋白主要是由黏液细胞分泌的；而抗微生物蛋白则是由浆液细胞分泌的。

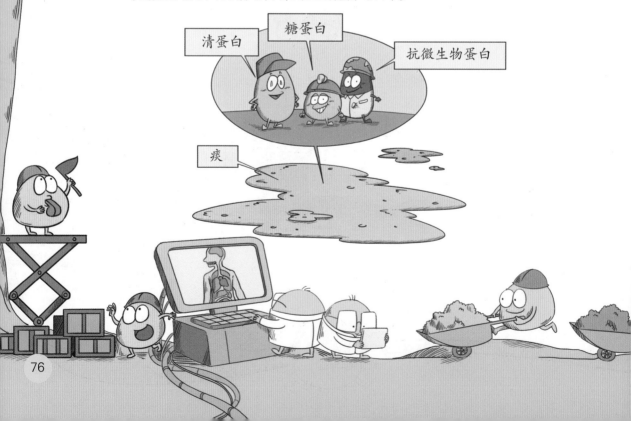

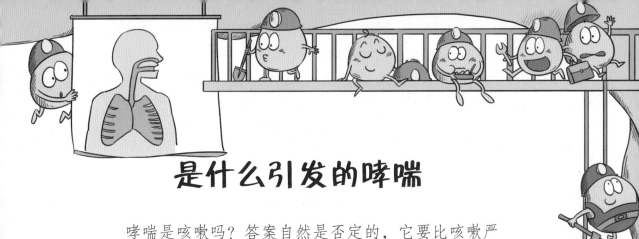

# 是什么引发的哮喘

　　哮喘是咳嗽吗？答案自然是否定的，它要比咳嗽严重很多，是一种由多种细胞特别是肥大细胞、嗜酸性粒细胞和T淋巴细胞参与的慢性气道炎症，一旦发作起来，便会出现呼吸急促、胸闷、喘息、咳嗽等症状。那么，究竟是什么因素导致哮喘呢？

　　（1）遗传因素。

　　（2）遇到某些引起超敏反应的抗原物质，如尘螨、真菌、花粉、草粉、面粉、木材、饲料、咖啡豆、抗生素、活性染料、松香、蘑菇、阿司匹林、普萘洛尔等。

　　（3）遭遇某些促发因素，如空气污染严重、处于吸烟的环境中、气候突然转变等。

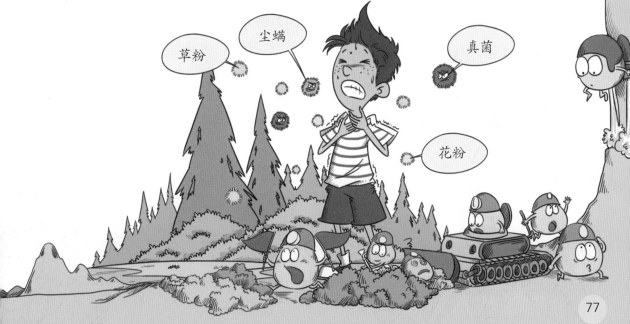

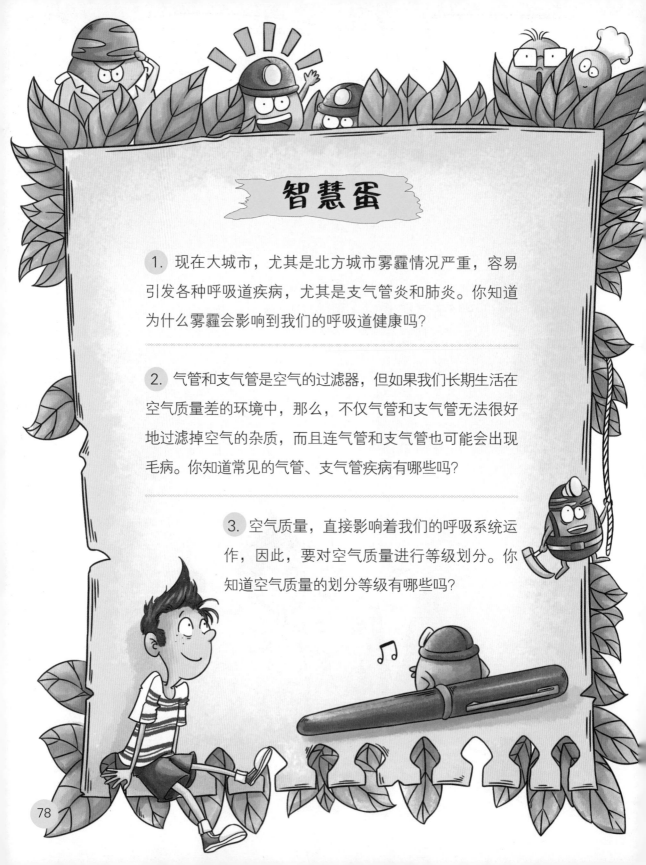

# 智慧蛋

1. 现在大城市，尤其是北方城市雾霾情况严重，容易引发各种呼吸道疾病，尤其是支气管炎和肺炎。你知道为什么雾霾会影响到我们的呼吸道健康吗？

2. 气管和支气管是空气的过滤器，但如果我们长期生活在空气质量差的环境中，那么，不仅气管和支气管无法很好地过滤掉空气的杂质，而且连气管和支气管也可能会出现毛病。你知道常见的气管、支气管疾病有哪些吗？

3. 空气质量，直接影响着我们的呼吸系统运作，因此，要对空气质量进行等级划分。你知道空气质量的划分等级有哪些吗？

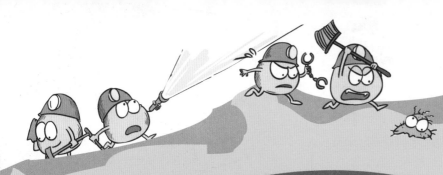

## 第六章

# 肺：

## 呼吸系统总部的气体交换中枢

肺泡

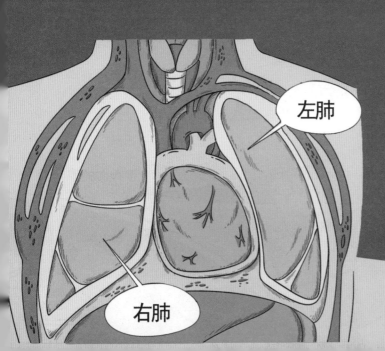

左肺

右肺

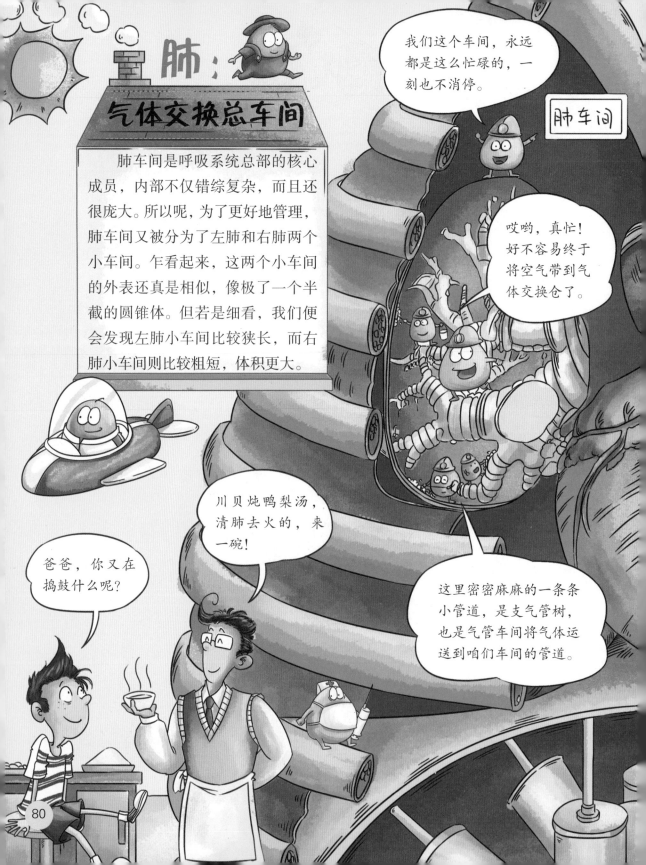

# 肺：气体交换总车间

肺车间是呼吸系统总部的核心成员，内部不仅错综复杂，而且还很庞大。所以呢，为了更好地管理，肺车间又被分为了左肺和右肺两个小车间。乍看起来，这两个小车间的外表还真是相似，像极了一个半截的圆锥体。但若是细看，我们便会发现左肺小车间比较狭长，而右肺小车间则比较粗短，体积更大。

我们这个车间，永远都是这么忙碌的，一刻也不消停。

肺车间

哎哟，真忙！好不容易终于将空气带到气体交换仓了。

川贝炖鸭梨汤，清肺去火的，来一碗！

爸爸，你又在捣鼓什么呢？

这里密密麻麻的一条条小管道，是支气管树，也是气管车间将气体运送到咱们车间的管道。

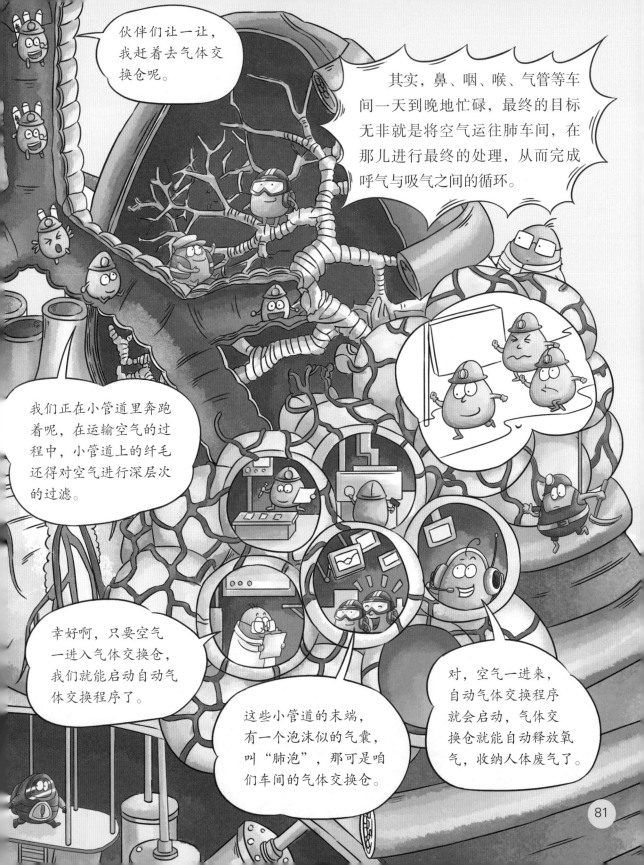

伙伴们让一让，我赶着去气体交换仓呢。

其实，鼻、咽、喉、气管等车间一天到晚地忙碌，最终的目标无非就是将空气运往肺车间，在那儿进行最终的处理，从而完成呼气与吸气之间的循环。

我们正在小管道里奔跑着呢，在运输空气的过程中，小管道上的纤毛还得对空气进行深层次的过滤。

幸好啊，只要空气一进入气体交换仓，我们就能启动自动气体交换程序了。

这些小管道的末端，有一个泡沫似的气囊，叫"肺泡"，那可是咱们车间的气体交换仓。

对，空气一进来，自动气体交换程序就会启动，气体交换仓就能自动释放氧气，收纳人体废气了。

81

# 肺泡:

## 人体小工厂的气体交换仓

肺车间和支气管车间的联系是非常密切的。瞧，支气管车间的两大主力，左主支气管和右主支气管会直接伸进肺车间的内部，然后衍生出"一拨又一拨"的下支气管分支，而在这些细小支气管的末端紧接着又会长出一个个气囊，即肺泡，也就是肺车间中的气体交换仓。

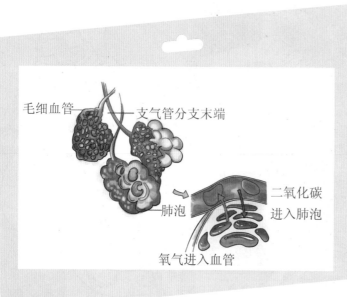

毛细血管　　　支气管分支末端

肺泡

二氧化碳进入肺泡

氧气进入血管

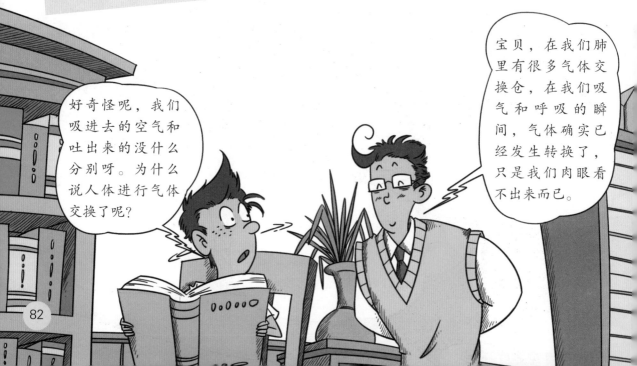

好奇怪呢，我们吸进去的空气和吐出来的没什么分别呀。为什么说人体进行气体交换了呢？

宝贝，在我们肺里有很多气体交换仓，在我们吸气和呼吸的瞬间，气体确实已经发生转换了，只是我们肉眼看不出来而已。

其实，肺车间之所以能进行氧气和人体废气之间的气体交换，全靠这些数目繁多又大小不一的气体交换仓——肺泡。

瞧，一大拨空气正在小支气管中洋洋洒洒地奔跑着，眼看着就要到达出口了，它们开始铆足了劲儿准备冲出去。可是，随着一阵"铛铛铛"的声音，它们一下子被挡住了，原来小支气管的末端不是出口，而是一个个大小不一、由单层上皮细胞组成的气囊状的肺泡。别看肺泡的表面覆盖着液膜、上皮细胞膜、肺泡上皮和肺毛细血管内皮等几层呼吸膜，若是将这一层层的呼吸膜叠加起来，它们的总厚度居然还不到 1 微米。显然，肺泡具有非常高的通透性，不但能在一瞬间将气体收入囊中，而且也能一瞬间将气体放出去。

肺泡

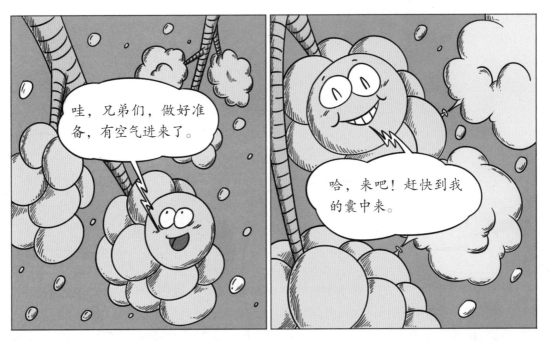

可见，肺泡有着非常高强和快速的气体穿透能力，因此在呼吸界被称为"气体交换仓"还真是实至名归。

# 肺血管:
## 气体交换的输送总站台

在肺车间内部,除了气体运输管道和气体交换仓昼夜忙个不停外,其实还有一个部门也从未闲过,那就是血液运输部。该部门不但拥有"肺动脉""肺静脉"两大血液管道,还有很多直接趴在肺泡上的毛细血管网和小血管。

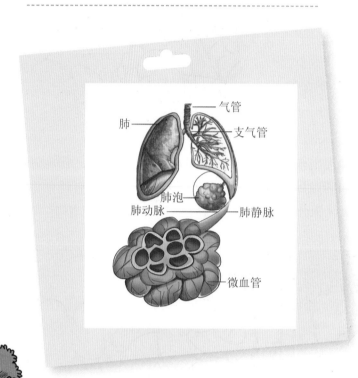

肺 — 气管
支气管
肺泡
肺动脉 — 肺静脉
微血管

哇,阳春三月,还是郊外的风景好,溜达了一圈,感觉身体都舒畅了。

那是,郊外的空气多清新啊,含氧量高,能让肺部吸收到充分的氧气,而肺部提供给身体其他器官的氧气也增加了,这样一来,我们自然就感到特别舒服了。

肺静脉管道主要负责将那些刚进行完气体交换、身上还带着丰富氧气的血液输送到心脏车间。肺动脉管道则相反，它是负责从心脏车间收集那些已经在人体小工厂内跑了一圈，出现缺氧现象的静脉血，然后再将这些静脉血运回肺车间，等待气体交换。

瞧，有新鲜空气从肺泡里钻出来了，潜藏在毛细血管中的血细胞们狠狠抓住了空气中的氧气，又沿着毛细血管网钻进肺静脉管道中，并继续冲进心脏车间，然后在那儿有规律地将氧气输送到人体小工厂的各个细胞；与此同时，那些携带着人体废气的血液（静脉血）会从肺动脉管道进入肺车间，等候新一轮的气体交换。

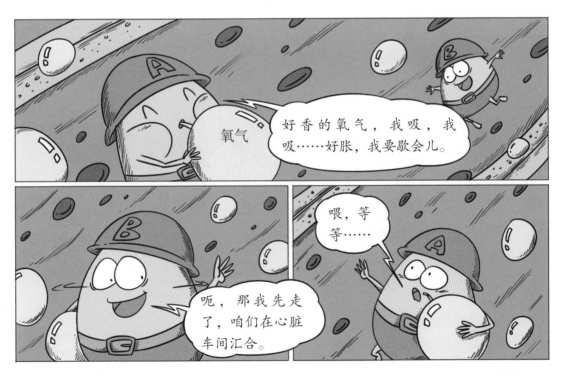

可见，在肺车间内部，血液运输部就像是气体交换的输送总站台，昼夜不停地运作着，实现了气（氧气）与气（人体废气）之间的交换。

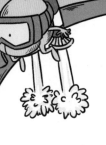

# 什么是肺活量

　　肺活量是指在不限定时间的情况下，一次最大吸气后再尽最大能力所呼出的气体总量。如果一个人的肺活量很高，那就说明他不仅有很强的吸氧能力，还有很棒的人体废气排放能力。相反，如果一个人的肺活量低，那就说明他每次吸氧和排放的人体废气都偏低。因此，长此以往，人体废气就会集聚在小工厂内部，而我们就很可能会出现头晕、胸闷等缺氧症状。

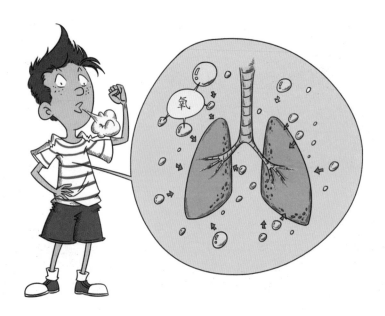

氧

# 什么是静脉血

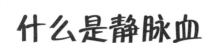

　　一般来说，我们将在体循环（大循环）的静脉中流动的血液以及在肺循环（小循环）中从右心室流到肺动脉中的血液称为静脉血。因为静脉血中含有较多的代谢废物，如二氧化碳、尿素等，因此血液的颜色多为暗红色。

　　不过，需要注意的是静脉中流的血不一定就是静脉血，而动脉中流的也不一定是动脉血。事实上，在肺动脉中流的竟是静脉血，而肺静脉中流的却是动脉血。

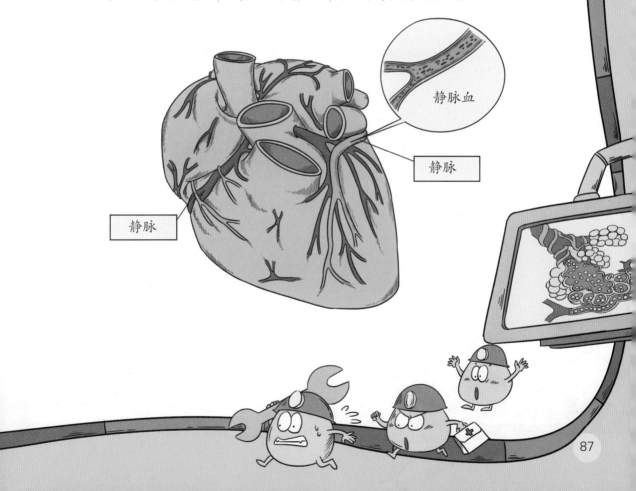

静脉血

静脉

静脉

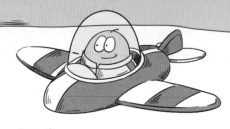

# 什么是肺动脉

人每时每刻都要进行呼吸，在呼吸的过程中，将静脉血由心脏导向肺脏的动脉称为肺动脉（肺动脉干）。

它起源于右心室，位于心包内，是一支又短又粗的动脉干。而且，在升至主动脉之前，肺动脉向左后上方斜行，然后在主动脉弓下方又分为左、右肺动脉，并经过肺门进入肺。

不过，因为肺动脉连接着输送静脉血的右心室，所以它虽然身为动脉，但却负责输送静脉血。

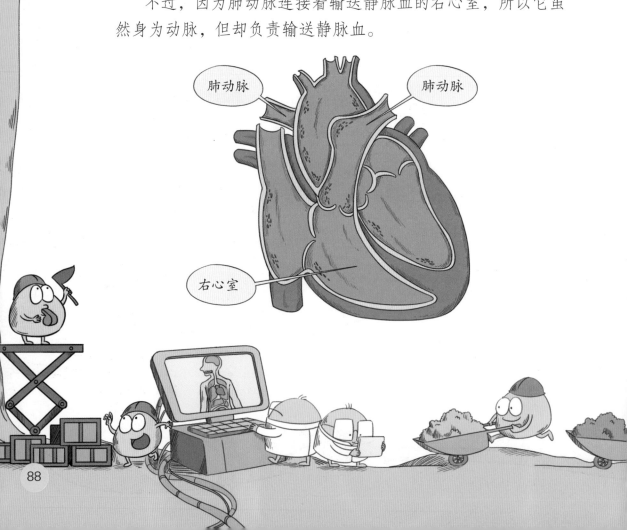

肺动脉　　　　　　肺动脉

右心室

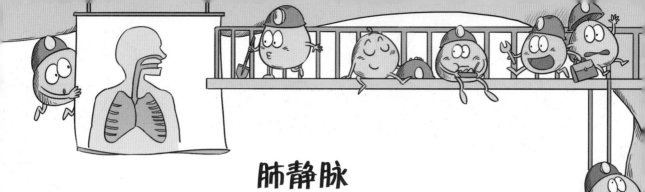

# 肺静脉

在我们呼吸的过程中，负责将动脉血输送到心脏的静脉，便为肺静脉，而它也是人体内部唯一一个静脉里流淌着动脉血的血管。

肺静脉左右各一对，共有四条，其中两条连接着右肺，另外两条连接着左肺。因此，当肺动脉"载着"右心室的静脉血"流入"肺脏，让它们从中进行氧气和二氧化碳的交换后，那些因充满氧气而"鲜红欲滴"的动脉血便通过肺静脉径自流入心脏的左心房，进而再流入左心室，最后大动脉再"载着它们"输送到我们各个器官的毛细血管中。

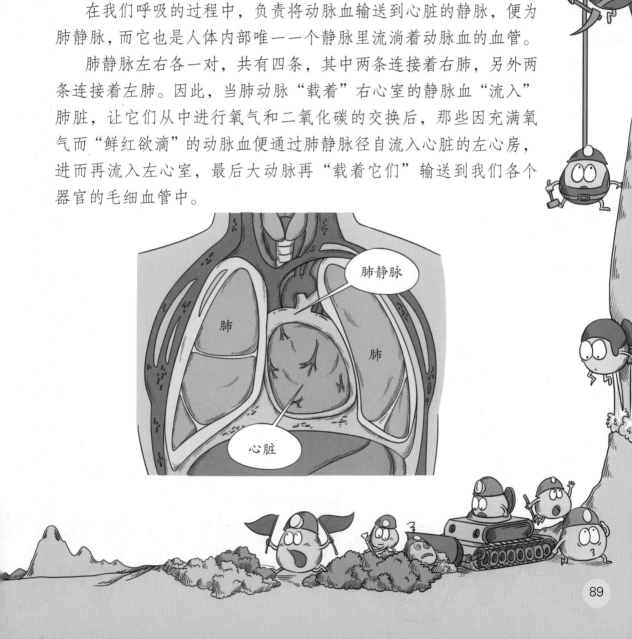

# 智慧蛋

1. 良好而清新的空气，对于肺部的保养有很多的功效。生活中，我们经常说清新绿色的空气中含有大量的负离子，对呼吸系统，尤其是气管、肺部等器官好。你知道"负离子"是什么吗？为什么负离子对呼吸系统好呢？

2. 二手烟、汽车尾气等废气中含有大量伤害呼吸系统的成分，它们会降低气管纤毛的积极性，因此，生活中我们有必要进行一些"清肺润肺"的食疗。你知道什么食物能清肺润肺吗？

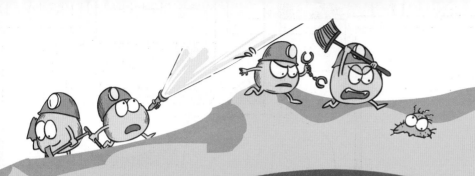

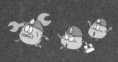

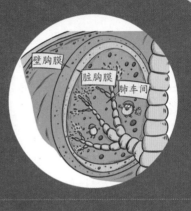

壁胸膜

脏胸膜

肺车间

# 胸膜：

第七章

## 呼吸系统总部的后援储备军

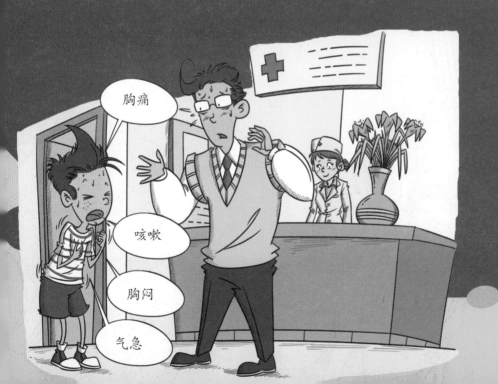

胸痛

咳嗽

胸闷

气急

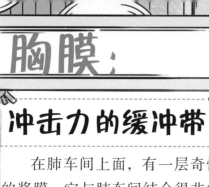

# 胸膜：

## 冲击力的缓冲带

在肺车间上面，有一层奇怪的浆膜，它与肺车间结合得非常紧密，并深入肺裂，它就是胸膜。虽然它表面总是黏糊糊的，可是，它不仅不是一个麻烦家伙，还是肺车间的好伙伴呢。

说曹操，曹操就来了，这股气流，量真大呀。

我们这里是胸膜车间，整个车间都充满弹性，能舒张也能收缩，是帮肺车间缓冲气压冲击力的后援车间。

好咧！伙伴们，打起精神来，将咱们车间的表面积尽力拉大，一定要在肺车间外部，形成一张弹性十足的保护膜哦！

胸膜车间

右肺车间

你要相信医生，你只是因为细菌感染得了胸膜炎，只要按时吃药打针就会康复了。

爸爸，我的胸口还是好疼，我真的不是心脏病？

赶紧让胸膜车间给我们应急的后援支持吧。

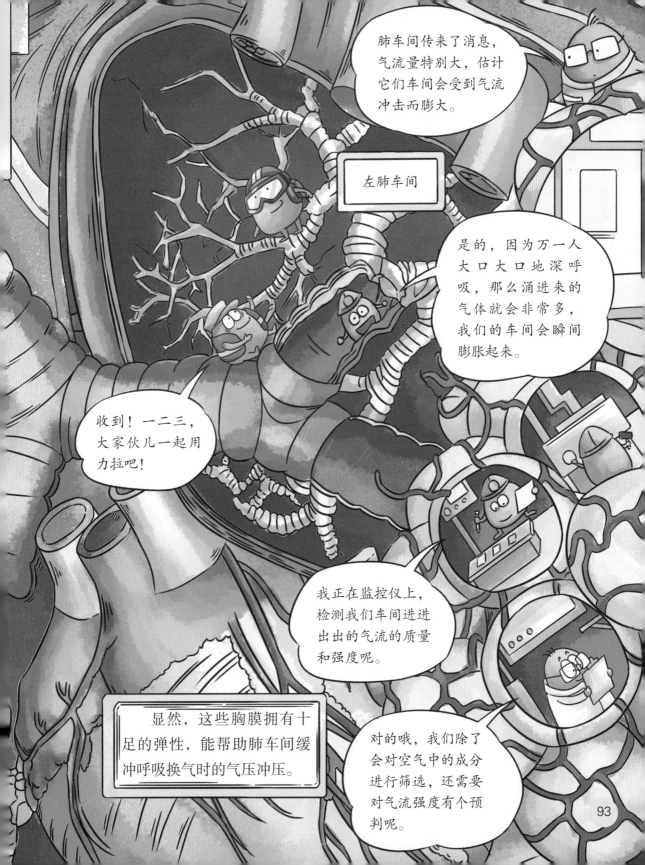

# 胸膜：
## 肺车间的专属后援军

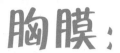

呃，宝贝，你要失望了，胸膜和胸肌是两回事……

爸爸，如果我每天都健身，那胸肌肯定会发达，胸肌发达了，胸膜就不会发炎了，对不对？我真是被它折磨怕了。

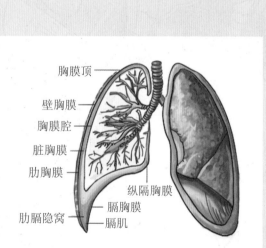

胸膜顶
壁胸膜
胸膜腔
脏胸膜
肋胸膜
纵隔胸膜
膈胸膜
肋膈隐窝
膈肌

　　胸膜能够帮助肺车间缓冲气压冲击波，可谓是肺车间最好的后援军。胸膜车间一共有两层，其中一层是直接附在肺车间上面的脏胸膜，而另外一层则是黏附在胸腔内壁上的壁胸膜。而且，在这两层膜之间，还有一个充有少量浆液的中空地带，即胸膜腔。

脏胸膜比较特殊，它仅属于肺车间，不但紧紧贴在肺车间的表面，牢牢护着肺车间的外周，而且还会伸入肺车间内部，加强对肺车间的保护作用；壁胸膜在脏胸膜的外层，它不像脏胸膜那样专心"护主"，除了护着肺车间之外，它还会护着人的肋骨、膈等多个车间。另外，根据它所保护对象的不同，壁胸膜又分为保护膈车间的膈胸膜、保护肋骨的肋胸膜、保护纵隔车间的纵隔胸膜以及保护肺车间和心脏车间的胸膜顶；胸膜腔像气囊一样，能提高整个胸膜车间的缓冲能力。哪怕冲击力再大，它也能将冲击力调到胸膜腔，避免其他部门受到影响。而且，胸膜腔中间还加了点黏液，像润滑剂那样，避免脏胸膜因为受压直接摩擦到壁胸膜。

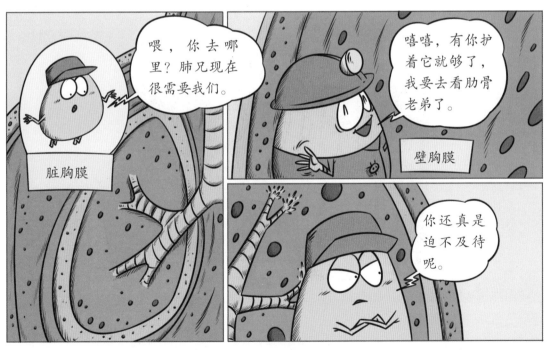

可见，胸膜和肺车间之间的联系是密不可分的，而且，也正是因为如此，它才成为肺车间的专属后援军。

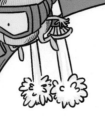

# 胸膜炎的症状都有哪些

　　胸膜炎通常是由病毒或是细菌刺激胸膜所引发的胸膜炎症，不过肺炎、寄生虫感染、肋骨骨折、药物过敏等也会引发胸膜炎。那么，胸膜炎都有哪些方面的病征呢？

　　当我们不幸患上胸膜炎时，最明显的症状便是感觉到胸痛，并伴有咳嗽、胸闷、气急，甚至还会感到呼吸困难；而若是感染性胸膜炎，甚至还会感到身体发冷，或是伴有发热的现象。

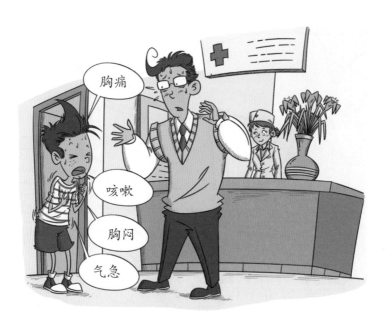

# 胸肌的真面目

顾名思义，胸肌就是胸部的肌肉，分为胸上肢肌和胸固有肌，其中胸上肢肌主要包括胸大肌、胸小肌、前锯肌；胸固有肌则包括肋间外肌、肋间内肌及肋间最内肌。下面，就让我们来认识一下它们吧。

胸大肌宽且厚，像一把扇子似的将胸廓前的大部分都覆盖住了；胸小肌则像个三角形似的位于胸大肌的深面；前锯肌位于胸廓的侧面；肋间外肌位于各肋骨之间间隙的浅层；肋间内肌则处于肋间外肌的深面。

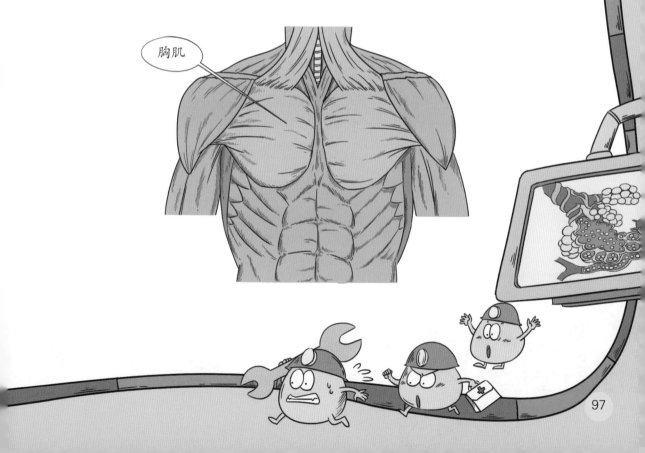

胸肌

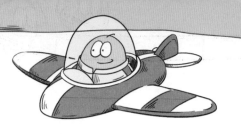

# 膈在哪里

　　膈就位于胸、腹腔之间，只是"一块"向上隆凸的薄肌。不过，千万不要小看了这块薄肌，它不但封闭着胸廓下口，而且在我们进行呼吸时，它更是起到了不可小觑的作用。它进行收缩时，便会令胸腔的容积扩大，从而引起我们做吸气的动作；而当它进行舒张时，胸腔容积又会变小，又"迫使"我们进行呼气，完美地促使我们完成了"呼吸运动"。

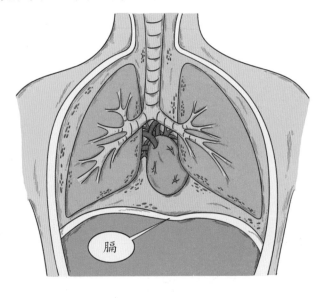

膈

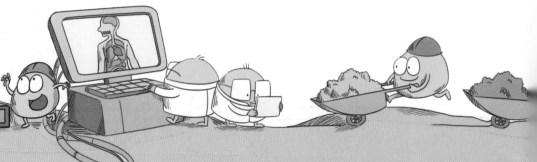

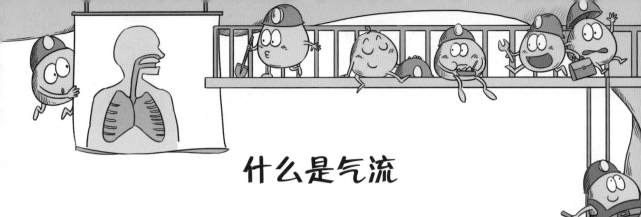

# 什么是气流

　　其实，气流就是空气时而向上，时而向下所做的运动。其中，向上运动的空气叫作上升气流（包括动力气流、热力气流等），反之则称为下降气流。不过，关于气流的生成，却是一个非常复杂的过程。比如，热力气流在生成时，通常要受到各种天气、温度、湿度、地表温差、空气温度递减率、气压等方面的影响。而当空气温度递减率越大、日照越充裕、空气越干燥时，热力气流的形成往往会很容易，而且效果很好！

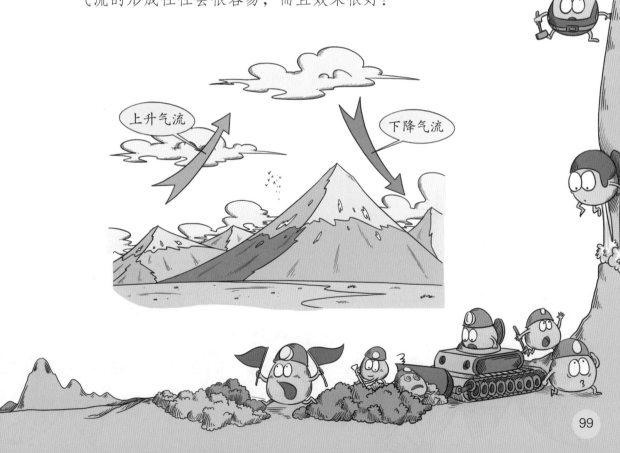

# 智慧蛋

1. 脏胸膜和壁胸膜之间所形成的胸膜腔，是缓冲气流冲击力的一个"空腔"。但由于这个空腔中的气压总是比外界气压低，所以，脏胸膜和壁胸膜经常碰在一起，使胸膜腔成为一个潜在性的空腔。你知道为什么胸膜腔的气压总是低于它的外部气压吗？

2. 有时我们咳嗽了很久也没见好转，而且还会感到喉咙疼，连带胸前一咳就疼，你知道为什么会出现这种情况吗？

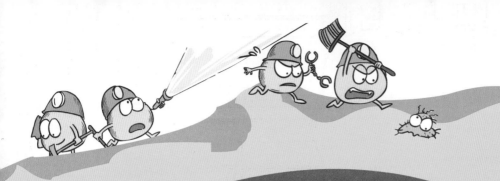

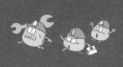

## 第八章

# 呼吸肌：

## 呼吸系统总部的牵引装置

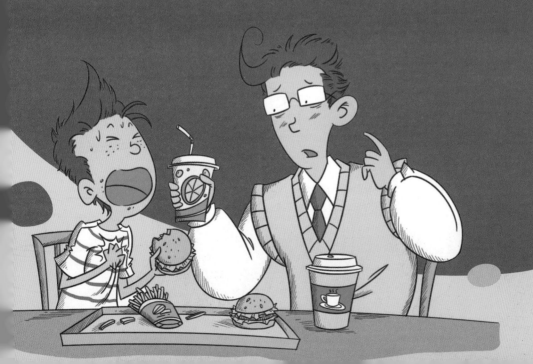

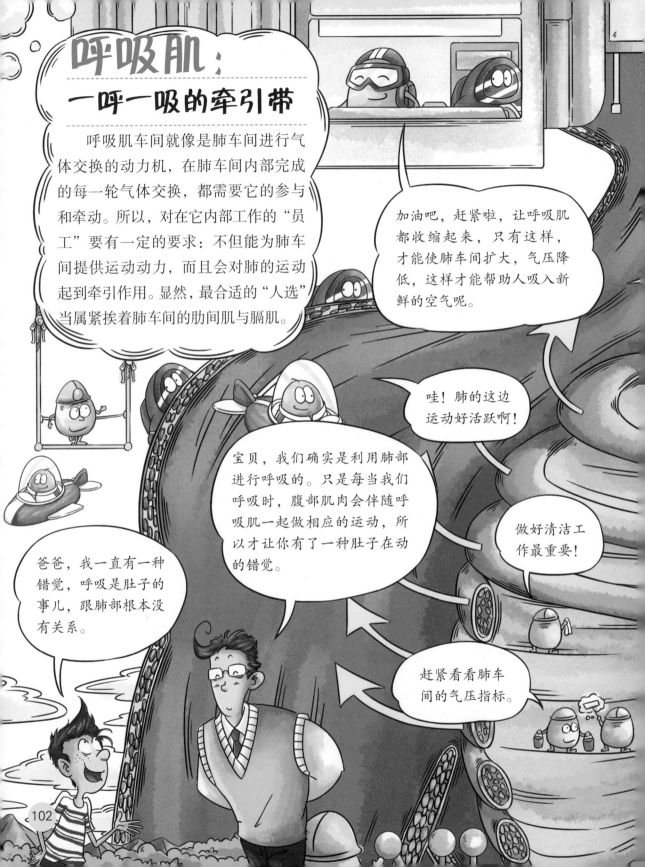

# 呼吸肌：
## 一呼一吸的牵引带

呼吸肌车间就像是肺车间进行气体交换的动力机，在肺车间内部完成的每一轮气体交换，都需要它的参与和牵动。所以，对在它内部工作的"员工"要有一定的要求：不但能为肺车间提供运动动力，而且会对肺的运动起到牵引作用。显然，最合适的"人选"当属紧挨着肺车间的肋间肌与膈肌。

加油吧，赶紧啦，让呼吸肌都收缩起来，只有这样，才能使肺车间扩大，气压降低，这样才能帮助人吸入新鲜的空气呢。

哇！肺的这边运动好活跃啊！

宝贝，我们确实是利用肺部进行呼吸的。只是每当我们呼吸时，腹部肌肉会伴随呼吸肌一起做相应的运动，所以才让你有了一种肚子在动的错觉。

做好清洁工作最重要！

爸爸，我一直有一种错觉，呼吸是肚子的事儿，跟肺部根本没有关系。

赶紧看看肺车间的气压指标。

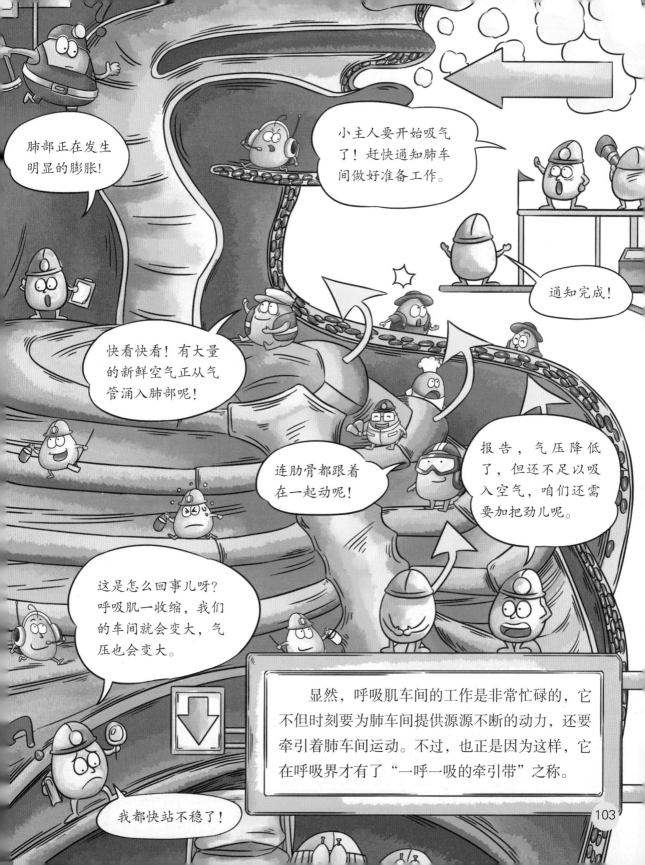

103

# 横膈膜：
## 肺呼吸的鼓风机

在呼吸肌车间，横膈膜小车间就像是一个横在胸腔和腹腔之间的"大圆盘"，不仅是它们之间的分隔地带，还是呼吸肌车间的成员之一，对我们的呼吸运动有着非常重要的作用。而且，它还是一个超级敏感的家伙，一旦受到突如其来的刺激，便会引发气流上逆，从而让我们不断地打嗝。

空气—
会厌关闭的食道

空气—
会厌打开的食道

膈肌收缩—

打嗝好难受啊，我要去看医生。

宝贝，打嗝是因为你的横膈膜受到了刺激，好好缓缓气就好了，不用去看医生。

横膈膜就像是肺车间下方的一个鼓风机。吸气时，横膈膜收缩，肋间肌收缩，胸骨向上，从而使得胸腔里面的活动空间变大，肺车间便也会随之胀大一些，这样一来，便会容纳更多的空气。相反，呼气时，横膈膜和肋间肌舒张，腹部收缩，内脏向上压迫，胸腔肺部体积缩回原来状态，那么胸腔的活动空间就会变小，肺泡的压力增加导致气体被呼出。

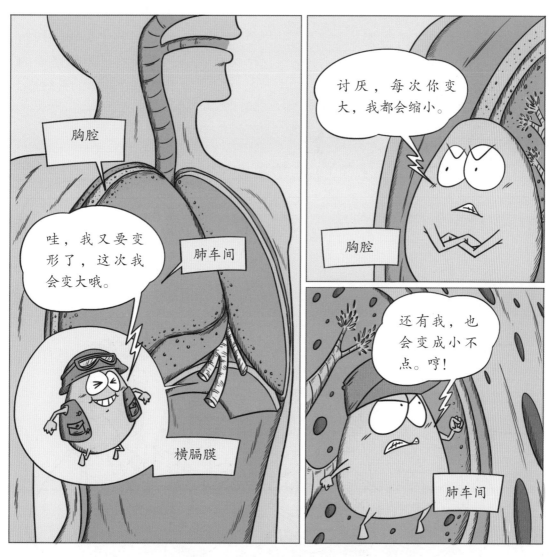

可见，正是因为横膈膜能够如此反复地变形，才让它成为肺车间的"鼓风机"。

# 肋间肌：
## 胸腔的升降调节机器

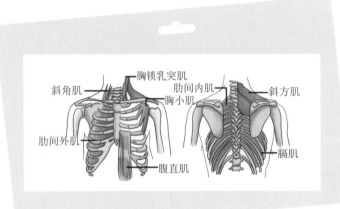

斜角肌
胸锁乳突肌
肋间内肌
胸小肌
斜方肌
肋间外肌
腹直肌
膈肌

胸腔车间是人体小工厂内一个非常重要的保护性机构，由胸骨、胸椎和肋骨组成。对它来说，最大的责任莫过于保护心脏车间和肺车间。因此，为了防止这两个车间受到伤害，它便将一根根坚硬的肋骨安排在胸腔的最前面，牢牢地护在它们前面。

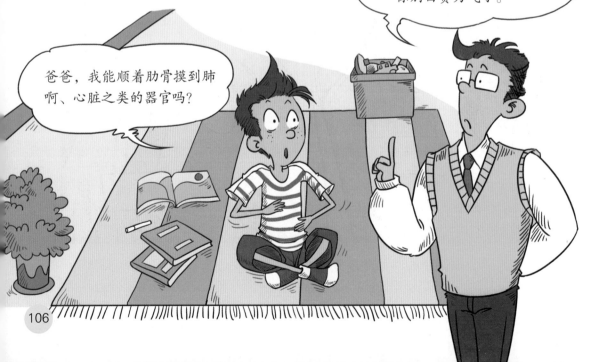

呃，宝贝，肋骨中间长满了肋间肌，无论你怎么摸，都不可能摸到肺部、心脏之类的器官。所以，你别白费力气了。

爸爸，我能顺着肋骨摸到肺啊、心脏之类的器官吗？

肋骨与肋骨之间有两层肌肉，分别是肋间内肌和肋间外肌，它们合称为肋间肌。肋间肌不仅能帮助肋骨缓冲冲击力，还能牵动肺车间的运动，对呼吸运动非常重要。

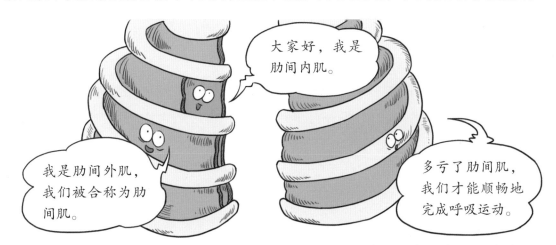

当肋间肌收缩的时候，整个胸腔都会被抬起，从而帮助我们吸气；而当肋间肌舒张的时候，胸腔就会下降，以便促进我们呼气。

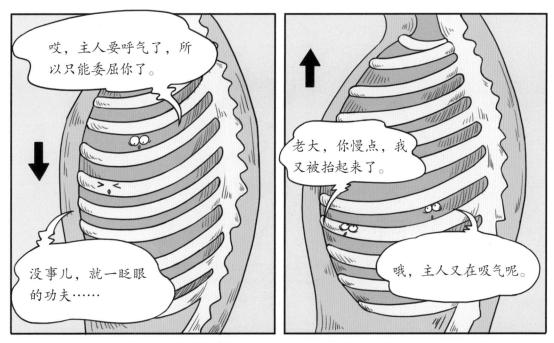

肋间肌每天就这么不厌其烦地重复"抬起""放下"的动作足足有两万多次，怪不得会成为"胸腔的升降调节机器"呢。

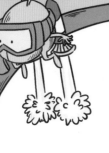

# 打嗝了怎么办

　　打嗝是由横膈膜痉挛收缩引起的一种很常见的生理现象。比如，当我们吃东西过快，或是吃太冷的食物时都可能会引发打嗝。打嗝虽然不是什么大的症状，但有时也难免让人感到痛苦，甚至倍感尴尬。

　　下面，就让我们了解几种缓解打嗝的小窍门，相信会对你有所帮助：做深呼吸；可借助喝水弯腰的方法，弯腰到 90 度时，大口喝下几口温水；可直接屏气30~45 秒；用手指用力压迫少商穴。

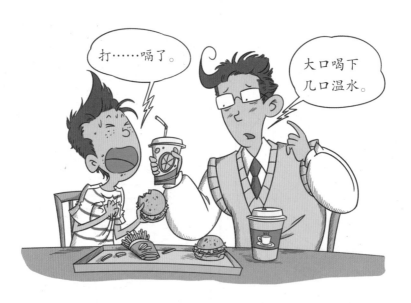

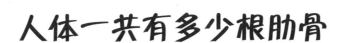

# 人体一共有多少根肋骨

　　肋骨是我们用来保护肺、心脏、肝脏等器官的骨骼，更是整个胸腔的骨架。

　　每个人都有左右相互对称的12对（24根）肋骨，其中肋骨的后端与胸椎相连接；前端仅第1到第7根肋骨借助软骨与胸骨相连，我们将它们称为真肋；第8到第12根肋骨则为假肋。不过，第11根与第12根肋骨的前端因为是游离的，所以又被称为浮肋，而第8到第10根肋骨则借助上一根肋骨的软骨相连，形成了肋弓。

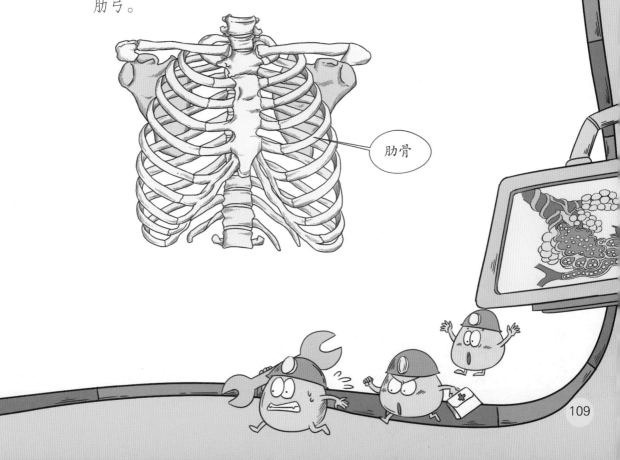

肋骨

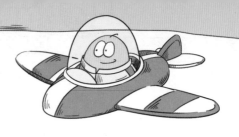

# 胸椎的真面目

　　胸椎共有12块椎骨，自上而下，依次形成脊椎的中间部分，不但能够承受重力、缓解冲力，而且还能为脊神经及血管起到一定的支持作用。

　　通常，一个典型的胸椎椎骨需具备椎体、椎弓及突起，其中椎骨自上而下逐渐增大，而在椎体的后面又有棘突(呈叠瓦状，较长，依次伸向后方，彼此之间相掩)，侧面则"横着"横突，左右还各有一个上下关节突。

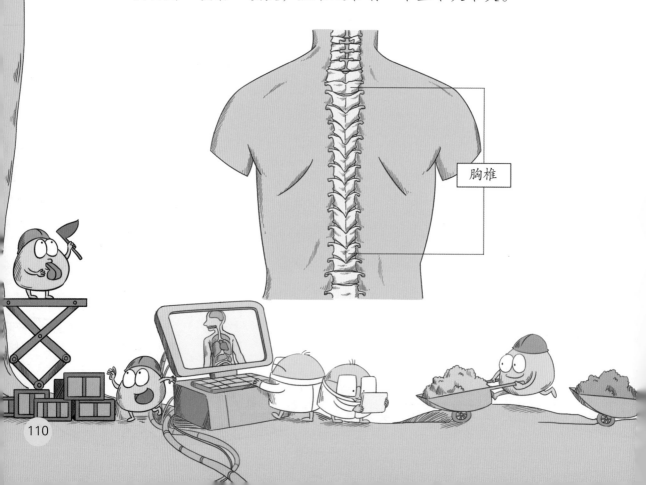

胸椎

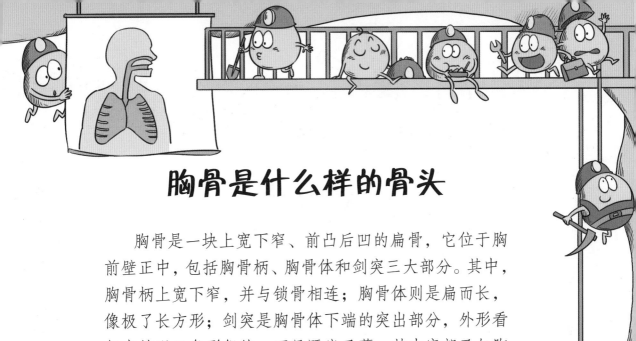

# 胸骨是什么样的骨头

　　胸骨是一块上宽下窄、前凸后凹的扁骨，它位于胸前壁正中，包括胸骨柄、胸骨体和剑突三大部分。其中，胸骨柄上宽下窄，并与锁骨相连；胸骨体则是扁而长，像极了长方形；剑突是胸骨体下端的突出部分，外形看起来就跟三角形似的，而且既扁又薄，其中底部又与胸骨体相连接，下端则处于游离状态。

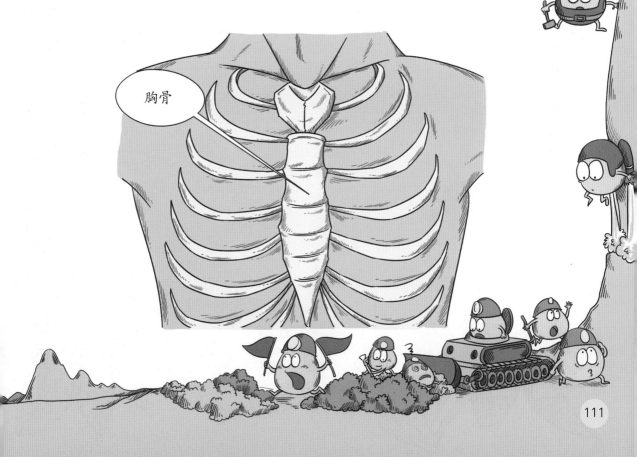

胸骨

# 智慧蛋

1. 横膈肌是肺呼吸的鼓风机，是重要的呼吸肌成员之一，但是，一旦横膈肌受到刺激，就会使人出现打嗝的情况。你知道横膈肌导致打嗝的原理是什么吗？

2. 在瑜伽训练中流行一种"腹式呼吸"的健身方式，你知道什么是"腹式呼吸"吗？

3. 通过体育锻炼或者健身运动，可以提升横膈肌和肋间肌的活力，让整体呼吸肌更健康、更有活力。你知道横膈肌和肋间肌的训练方法有哪些吗？

图书在版编目（CIP）数据

　　呼吸系统/ 李明喆主编. — 杭州：浙江大学出版
社, 2017.2
　　（人体里面有什么）
　　ISBN 978-7-308-16512-9

　　Ⅰ.①呼… Ⅱ.①李… Ⅲ.①呼吸系统—少儿读物
Ⅳ.①R322.3-64

中国版本图书馆CIP数据核字（2016）第314171号


HUXI XITONG
呼吸系统
李明喆　主编

选题策划　平　静
特约策划　纸上魔方　谢清霞
责任编辑　平　静　赵　坤
责任校对　金　蕾
插图制作　纸上魔方
封面设计　鹿鸣文化
出版发行　浙江大学出版社
　　　　　（杭州市天目山路148号　邮政编码：310007）
　　　　　（网址：hppt://www.zjupress.com)
排　　版　纸上魔方
印　　刷　浙江印刷集团有限公司
开　　本　787mm×960mm　1/16
印　　张　7.75　　字　　数　150千
版 印 次　2017年2月第1版　2017年2月第1次印刷
书　　号　ISBN 978-7-308-16512-9
定　　价　25.00元